C. Diehm, T. Weiss

pAVK-Fibel

Periphere Arterielle Verschluss-Krankheit

LinguaMed Verlags-GmbH

Prof. Dr. Curt Diehm
Rehabilitationskrankenhaus
Postfach 10 03 27
D-76300 Karlsbad

Dr. Thomas Weiss
Medizinische Universitätsklinik Heidelberg
Bergheimer Str. 58
D-69115 Heidelberg

ISBN 3-928610-08-2 LinguaMed Verlag Neu-Isenburg 1995

Impressum

Die Deutsche Bibliothek – CIP-Einheitsaufnahme

Diehm, Curt:
pAVK-Fibel: periphere arterielle Verschluss-Krankheit / C. Diehm; T. Weiss. –
Neu-Isenburg: LinguaMed-Verl.-GmbH, 1995
ISBN 3-928610-08-2
NE: Weiss, Thomas

Verlag:
LinguaMed Verlags-GmbH
Schönbornring 3
63263 Neu-Isenburg

Druck:
F.W. Wesel, Druckerei und Verlag GmbH & Co. KG
Baden-Baden

Dieses Werk ist urheberrechtlich geschützt. Alle Rechte der Verbreitung und Vervielfältigung, auch durch Funk, Fernsehen, Mikroverfilmung, Tonträger oder der Vervielfältigung auf anderen Wegen sowie der Übersetzung, nur mit Genehmigung des Verlages.

Produkthaftung: Der Verlag übernimmt keine Gewähr für Angaben über Applikationsanweisungen und Dosierungsangaben. Die Autoren sind für ihre Beiträge selbst verantwortlich.

1.	EPIDEMIOLOGIE ARTERIELLER VERSCHLUSSKRANKHEITEN	9
2.	PATHOGENESE DER ARTERIOSKLEROSE	10
2.1.	ENDOTHEL UND ARTERIOSKLEROSEENTSTEHUNG	12
2.2.	STRÖMUNGSDYNAMIK UND ARTERIOSKLEROSE	13
2.3.	PROGRESSION UND REGRESSION DER ARTERIOSKLEROSE	13
2.4.	KARDIOVASKULÄRE RISIKOFAKTOREN	14
2.5.	RISIKOFAKTOREN UND ARTERIOSKLEROSE VON GEFÄSSBEZIRKEN	15
2.5.1.	Hypertonie	16
2.5.2.	Zigarettenrauchen	17
2.5.2.1.	*Nikotinentwöhnung*	19
2.5.2.2.	*Praktische Ratschläge zur Einstellung des Rauchens*	20
2.5.3.	Hyperlipoproteinämie	21
2.5.3.1.	*Einfluß der Ernährung*	24
2.5.3.2.	*Lipoproteinklassen*	25
2.5.4.	Diabetes mellitus	28
2.5.5.	Hyperurikämie	31
2.5.6.	Körperliche Inaktivität	31
2.5.7.	Psychosoziale Faktoren	32
2.5.8.	Genetische Faktoren	33
2.5.9.	Orale Kontrazeptiva	34
2.5.10.	Risikofaktor hoher Hämatokrit	34
2.5.11.	Risikofaktor hohe Leukozytenzahl	34
2.5.12.	Risikofaktor Fibrinogen	35
2.5.13.	Risikofaktor Alkohol	36
2.5.14.	Rauschgift Kokain: ein klassischer Risikofaktor	37

3. PERIPHERE ARTERIELLE VERSCHLUSSKRANKHEIT — 39

3.1. PATHOPHYSIOLOGISCHE GRUNDLAGEN — 40
3.1.1. Makrozirkulation — 40
3.1.2. Mikrozirkulation — 42

3.2. KLINIK DER pAVK — 46
3.2.1. Lokalisation peripherer arterieller Verschlüsse — 46
3.2.2. Klinische Symptomatik — 49
3.2.2.1. Stadieneinteilung — 49
3.2.2.2. Kritische Ischämie — 51
3.2.2.3. Thrombangiitis obliterans/M. Buerger — 52

3.3. DIAGNOSTISCHE METHODEN — 56
3.3.1. Anamnese — 56
3.3.2. Inspektion, Palpation, Auskultation — 57
3.3.3. Lagerungstest nach Ratschow — 59
3.3.4. Oszillographie vor und nach Belastung — 59
3.3.5. Ultraschalldopplerdruckmessung (USD) an Extremitätenarterien — 61
3.3.6. B-Bild und Duplex-Verfahren — 65
3.3.7. Gehprobe — 67
3.3.8. Venenverschlußplethysmographie (VVP) — 69
3.3.9. Thermographie — 69
3.3.10. Angiographie der Becken-Bein-Arterien — 70

3.4. SPEZIELLE UNTERSUCHUNGEN ZUR DIAGNOSTIK VON MIKROZIRKULATIONSSTÖRUNGEN — 72
3.4.1. Transkutane Sauerstoffpartialdruckmessung — 72
3.4.2. Vitalkapillarmikroskopie — 73
3.4.3. Laser-Doppler-Fluxmetrie — 74

3.5.	THERAPIE DER CHRONISCHEN ARTERIELLEN VERSCHLUSSKRANKHEIT	74
3.5.1.	Generelle Basisbehandlung	76
3.5.2.	Bewegungstherapie	78
3.5.3.	Rekonstruktive Arterienchirurgie	80
3.5.4.	Perkutane Atherektomie	85
3.5.5.	Laser-Angioplastie (PTLA)	85
3.5.6.	Gefäßschienen – Stents	86
3.5.7.	Sympathektomie	87
3.5.8.	Systemische Lyse	88
3.5.9.	Medikamentöse Therapie	88
3.5.9.1.	*Hämodilution / Volumentherapie*	90
3.5.9.2.	*Defibrinogenisierung mit Schlangengiftproteasen*	91
3.5.9.3.	*Vasoaktive Pharmaka*	93
3.5.9.4.	*Iatrogene Spritzenschäden*	103
3.6.	PRIMÄRE UND SEKUNDÄRE ARTERIOSKLEROSEPROPHYLAXE	107
3.7.	REZIDIVPROPHYLAXE NACH REVASKULARISIERENDEN EINGRIFFEN	110
3.8.	SCHMERZTHERAPIE IN STADIUM III UND IV	111
3.9.	BESONDERHEITEN BEI DER THERAPIE DES DIABETISCHEN FUSSES	113
3.10.	BESONDERHEITEN BEI DER THERAPIE DER THROMBANGIITIS OBLITERANS	116
3.11.	BESONDERHEITEN DES RAYNAUD-SYNDROMS	121
3.12.	TETANUS-IMMUNISIERUNG BEI AVK	121
3.13.	PROBLEMATIK DER BEHANDLUNG MIT BETAREZEPTORENBLOCKERN BEI PATIENTEN MIT PERIPHERER AVK	122
3.14.	REHABILITATION BEINAMPUTIERTER ÄLTERER MENSCHEN	123

3.15.	AKUTER PERIPHERER ARTERIELLER GEFÄSSVERSCHLUSS	124
3.16.	AUSSENSEITERMETHODEN BEI DER BEHANDLUNG VON ARTERIELLEN DURCHBLUTUNGSSTÖRUNGEN	128
3.16.1.	Ozontherapie	129
3.16.2.	Ultraviolettbestrahlung des Blutes (UVB) und die Hämatogene Oxidationstherapie (HOT)	129
3.16.3.	Die Sauerstoff-Mehrschritt-Therapie (O_2-MT)	131
3.16.4.	Chelat-Therapie	131
3.16.5.	Akupunktur	134

1. Epidemiologie arterieller Verschlusskrankheiten

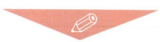

Die Arteriosklerose und die damit verbundenen Herz-Kreislauferkrankungen sind die Todesursache Nummer eins in den Industrienationen der westlichen Welt. Jeder zweite Bundesbürger stirbt heute an einer kardiovaskulären Erkrankung.

Todesursache Nr. 1: Arteriosklerose und dadurch verursachte Herz-Kreislauf-Erkrankungen

Unter den Herz-Kreislauferkrankungen ist der Herzinfarkt die häufigste Todesursache, gefolgt von Schlaganfall, Lungenembolie und rheumatischen Herzerkrankungen. Die Mortalität der koronaren Herzkrankheit ist etwa doppelt so hoch wie die anderer bösartiger Krankheiten. Sie betrifft in zunehmendem Maße nicht nur das männliche Geschlecht, sondern auch Frauen vor der Menopause. Der ansteigende Trend, an Herz-Kreislauf-Erkrankungen zu sterben, hält nach den neuesten Jahresstatistiken des Statistischen Bundesamtes in den alten und neuen Bundesländern ungebremst an.

Immer mehr jüngere Personen sind betroffen. Besonders auffallend ist die Vermehrung der Zahl der Herzinfarkte bei Frauen unterhalb des 40. Lebensjahres.

In den USA erreichten die Mortalitätsziffern an Herz-Kreislauf-Erkrankungen ihr Maximum um 1955. Von 1956 bis 1968 waren keine weiteren Anstiege zu verzeichnen. Ab 1968 setzte ein deutlicher Abwärtstrend ein. Bis 1980 kam es zu einer Reduktion der Mortalität an Herzerkrankungen um etwa 28 Prozent. In der gleichen Zeit haben die Schlaganfälle in den USA um 44 Prozent abgenommen. Eine ähnliche Entwicklung war unter anderem auch in Japan, Neuseeland, Norwegen und Kanada zu beobachten.

2. Pathogenese der Arteriosklerose

Die Arteriosklerose ist die Hauptursache für die Entstehung der koronaren Herzkrankheit, des apoplektischen Insults und der peripheren arteriellen Verschlußkrankheit.

Unter Arteriosklerose versteht man chronische Umbauvorgänge im arteriellen Gefäß, die gekennzeichnet sind durch eine **Verhärtung** und einen **Elastizitätsverlust** der Arterien sowie durch eine **Lumeneinengung**.

Die **Atherosklerose** ist die klinisch wichtigste Spielart der Arteriosklerose. Von der Definition her versteht man darunter initiale Lipidablagerungen (fettreiche Polster und Plaques) mit nachfolgender Proliferation glatter Muskelzellen. Im heutigen Schrifttum werden beide Bezeichnungen meist gleich gesetzt.

Der Begriff „Arteriosklerose" wurde von *Lobstein* 1833 eingeführt. Die klassische Definition der Arteriosklerose erfolgte 1958 von einer Expertenkommission der WHO.

Arteriosklerotische Wandprozesse beginnen bereits in der frühen Kindheit. Beim Menschen sind pathologische Gefäßveränderungen schon in den ersten Lebensjahren zu beobachten.

Abbildung 1 zeigt eine graphische Darstellung der Arteriosklerosestadien. Die sogenannte frühe Läsion (I) mit Fettstreifen (fatty streaks) tritt etwa ab dem 20. Lebensjahr auf. Bereits ab dem 30. Lebensjahr muß mit fortgeschrittenen Läsionen (II) gerechnet werden. Je nach Risikofaktorenkonstellation folgen im späteren Leben komplizierte Läsionen (III). Folgen sind Myokardinfarkt, apoplektischer Insult, Gangrän, Aneurysma. Es ist heute sicher, daß die Arteriosklerose keine nosologische Einheit darstellt, sondern einen **Symptomenkomplex** als Folge verschiedener Schädigungen.

Die verschiedenen Stadien und Formen des Gefäßprozesses können neben- oder nacheinander entstehen und ineinander übergehen und auf jeder Entwicklungsstufe zum Stillstand kommen oder stark progredient sein.

Man geht davon aus, daß als primäre Ursachen sowohl Plasmaveränderungen als auch Wandstörungen gleichwertig

---

WHO-Definition
„Die Arteriosklerose ist eine variable Kombination von Veränderungen der Intima der Arterien, besteht in fokaler Anhäufung von Lipiden, Komplexkohlenhydraten, Blut und Blutbestandteilen, fibrösen Gewebe und Kalziumablagerungen, begleitet von Veränderungen der Media".

Periphere arterielle Verschlußkrankheit: Hauptursache Arteriosklerose

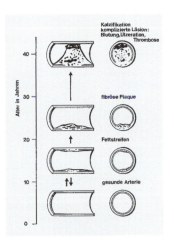

Abb. 1: Darstellung der verschiedenen Stadien der Atherogenese

Pathogenese

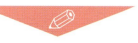

am Arterioskleroseprozeß beteiligt sind. Es ist heute wissenschaftlich anerkannt, daß Störungen des Lipid- und Lipoproteinstoffwechsels bei der Arterioskleroseentstehung eine dominierende Rolle spielen.

Abbildung 2 zeigt schematisch die Entstehung der Arteriosklerose. Voraussetzung der frühen Läsion ist eine Endothelschädigung. Die Faktoren dabei sind mechanische Gefäßbeanspruchung (zum Beispiel erhöhter Blutdruck und Turbulenzen im Blutfluß), pathologische Plasmalipidkonzentrationen, immunologische und hormonelle Faktoren.

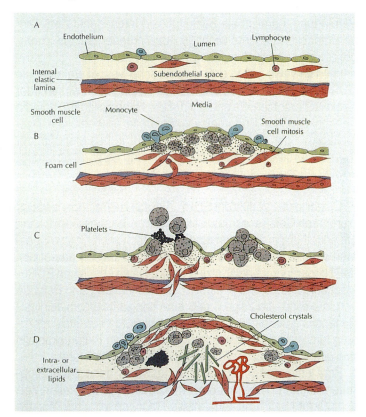

Abb. 2: Atherogenese
(Virmani R, Farb A,
Compr Ther 1992)

Bei vorausgegangener Endothelschädigung spielen sich parallel mehrere Vorgänge ab:

- Proliferation von Myozyten in der Intima
- Aggregation von Thrombozyten und Ausbildung von Mikrothromben
- Ablagerung von Lipiden in der Intima
- vermehrte Produktion von Kollagen, Elastin und Mukopolysacchariden in der Intima
- Störungen in der Balance von Prostazyklin und Thromboxan

Pathogenese

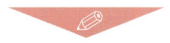

2.1. Endothel und Arterioskleroseentstehung

Das Endothel ist nicht nur eine Grenzschicht, die Arterien, Venen und auch Lymphbahnen zur Flußseite hin abdichtet, sondern ein stoffwechselaktives Organ mit einer Gesamtoberfläche von ca. 1020 m^2. Endothelzellen tragen zur Kontrolle des Blutgefäßdurchmessers bei, indem sie gefäßweiternde und gefäßverengende Substanzen aufgrund mechanischer und neurohumoraler Stimuli freisetzen. Einer der stärksten Vasodilatatoren, der **Endothelium-Derived Relaxing Factor (EDRF),** wurde vor kurzem als unerwartet einfache Verbindung, nämlich als Stickstoffoxid (NO) identifiziert. Diese Entdeckung könnte wichtige Auswirkungen auf die Therapie arteriosklerotischer Komplikationen haben. Es gibt zahlreiche Hinweise dafür, daß synthetische Vasodilatatoren wie EDRF durch die Freisetzung von Stickstoffoxiden wirken oder direkt NO ersetzen. Es scheint auf der Hand zu liegen, daß die Fehlfunktion der Endothelzellenkontrolle (endotheliale Dysfunktion) in der glatten Gefäßmuskulatur frühes Merkmal der Arteriosklerose, des Bluthochdruckes und zerebral-koronarer sowie peripherer Gefäßspasmen darstellt.

Der Vasodilatator EDRF: Stickstoffmonoxid

Ob der lokale Verlust der EDRF-Aktivität zur Pathogenese des „koronaren Gefäßspasmus" beiträgt, ist unbekannt; jedoch kann ein endothelialer Schaden eine Empfindlichkeit für lokale Spasmen induzieren. Neueste Untersuchungen weisen darauf hin, daß Nitropräparate und Kalziumantagonisten über einen EDRF-Mechanismus wirken. In diesem Zusammenhang sind Befunde von Interesse, die zeigen, daß eine Langzeit-Isosorbiddinitrat-Behandlung per os zu einem Anstieg des Querschnittes der Arteria femoralis superficialis trotz eines leichten Blutdruckabfalls und eines Anstiegs der Pulswellenüberleitungszeit führt.

Eine entgegengesetzte Wirkungsweise besitzt das Zigarettenrauchen. Bei Patienten mit peripherer arterieller Verschlußkrankheit führt inhalatives Rauchen zu einer Verkürzung der Pulswellenüberleitungszeit. Die Störung der Blutströmung hat eine deutliche Veränderung der Strömungsgeschwindigkeit zur Folge.

EDRF vermindert an zwei Wirkorten Gefäßkomplikationen:

- *Auf der Gefäßseite führt EDRF nach schneller Diffusion des Stickstoffmonoxids (NO) in die Gefäßmuskelzellen zur Relaxation.*
- *Auf der Blutseite wird die Anheftung von Thrombozyten an die Gefäßwand gehemmt.*

In-vitro-Untersuchungen haben gezeigt, daß EDRF einen ausgeprägten plättchenaggregationshemmenden Effekt ausübt. Man kann davon ausgehen, daß EDRF bei intaktem Endothel über eine Anreicherung von zyklischem Guanosinmonophosphat im Plättchen die Adhäsion und Aggregation verhindert. Versagt dieser körpereigene Schutzmechanismus (zum Beispiel bei arteriosklerotisch geschädigtem Endothel), so werden nicht nur die Vasospasmen begünstigt, es kommt auch zu einer Anlagerung von Thromben und damit zur Progression des arteriosklerotischen Prozesses.

2.2. Strömungsdynamik und Arteriosklerose

Die ungleichmäßige Verteilung der Arteriosklerose in den Gefäßen weist darauf hin, daß die Entstehung der Arteriosklerose nicht allein durch systemische Faktoren wie z. B. abnorme Lipoproteinspiegel, Hypertonie und Nikotinabusus erklärt werden kann. **Lokale Faktoren** scheinen eine ebenso wichtige Rolle zu spielen. Die Erkrankung bevorzugt Regionen des Gefäßsystems, in denen Abzweigungen und Windungen auftreten, so daß zu vermuten ist, daß die lokale Blutströmung die Entwicklung beeinflußt. Einige Hypothesen lassen vermuten, daß Strömungswirbel oder hohe Strömungsgeschwindigkeiten in der Gefäßwand die Entstehung und Progression der Arteriosklerose begünstigen. Neben der Bevorzugung der Regionen mit **Gefäßverzweigungen** und **Gefäßwindungen** befällt die Arteriosklerose vornehmlich die Intima dickwandiger Gefäße. Die Mediaschicht eines dickwandigen Gefäßes verhindert den normalen Transport von Stoffen vom Lumen durch die Gefäßwand zu den adventitiellen Lymphgefäßen, so daß sich diese Stoffe bevorzugt in der Intima ansammeln können.

2.3. Progression und Regression der Arteriosklerose

Der Prozeß der Arterioskleroseentstehung läuft phasenhaft ab. Sowohl Frühformen als auch fortgeschrittene Läsionen einer generalisierten obliterierenden Arteriopathie können auf jedem Niveau der Veränderung sistieren, insbesondere wenn pathogene Noxen (Risikofaktoren) ausgeschaltet werden. Wenn die **Risikofaktoren** im Sinne ursächlicher Faktoren wirken, und diese primär eine Störung der Gefäßwand-Blut-Homöostase hervorrufen, ist die Beseitigung oder wenigstens die Reduzierung dieser Noxen ein prophylaktisches Prinzip.

Für den Risikofaktor **inhalierendes Rauchen** ist gesichert, daß sich die Progredienz der Erkrankung vermindert, wenn die Noxe entfällt. Dies gilt auch für eine Normalisierung pathologisch erhöhter Blutfette, wie englische und amerikanische Studien gezeigt haben. Auch die Thrombozytenfunktionshemmung ist ein wirksames Prinzip zur Prophylaxe der Progredienz dieser Gefäßerkrankung. Sowohl für die Kombination von Azetylsalizylsäure mit Dipyridamol als auch für die Therapie von Azetylsalizylsäure allein konnte angiographisch bei Patienten mit peripherer arterieller Verschlußkrankheit ein statistisch signifikanter prophylaktischer Effekt in Doppelblindstudien gegen Placebo nachgewiesen werden.

Es besteht allgemeine Übereinstimmung darin, daß der vollständige Verschluß von Arterien durch die Arteriosklerose irreversibel ist. Man ist sich allgemein einig, daß nur Lipidinfiltrationen mit einer Intimaverdickung (fatty streaks oder fettige Plaques) rückbildungsfähig sind. Die Spätstadien der Arteriosklerose, wie zum Beispiel die fibrösen Plaques und die komplizierten atheromatösen Ulcera, sind irreversibel.

2.4. Kardiovaskuläre Risikofaktoren

Der Begriff „Risikofaktor" wurde vornehmlich als Folge epidemiologischer Untersuchungen geprägt. Die Autoren der **Framingham-Studie** (epidemiologische Langzeitstudie der koronaren Herzkrankheit in Framingham, USA) benutzten den Ausdruck erstmals zu Beginn der sechziger Jahre. Der Begriff Risikofaktor umfaßt die Voraussagekraft bestimmter schädigender Faktoren auf eine Krankheitsentstehung. Der epidemiologische Begriff des Risikofaktors beruht auf der Beobachtung von mathematisch-korrelativen Verknüpfungen.

Als Ergebnis der zahlreichen epidemiologischen Untersuchungen werden heute nebenstehende Risikofaktoren als gesichert angesehen:

Risikofaktoren erster Ordnung:
- Hyperlipoproteinämie
- Hypertonie
- Zigarettenrauchen
- Diabetes mellitus
- Alter
- Geschlecht
- genetische Faktoren

Risikofaktoren zweiter Ordnung:
- Adipositas
- Bewegungsmangel

Weitere Risikofaktoren:
- psychosozialer Streß und
- Ovulationshemmer.
- Hyperfibrinogenämie und erhöhter Hämatokrit
- Hyperurikämie (?)

2.5. RISIKOFAKTOREN UND ARTERIOSKLEROSE VON GEFÄSSBEZIRKEN

Je nach betroffenem Gefäßgebiet läßt sich eine Rangordnung der Risikofaktoren aufstellen.

Für den **Myokardinfarkt**:
1. Hypercholesterinämie (LDL Cholesterin)
2. Zigarettenrauchen
3. Hypertonie
4. Hyperglykämie und Hyperinsulinämie (Diabetes mellitus)
5. Hyperfibrinogenämie
6. Adipositas (als indirekter Faktor)

Für den **apoplektischen Insult**:
1. Hypertonie
2. Diabetes mellitus
3. Adipositas
4. Hämatokrit-Erhöhung
5. Herzerkrankungen
6. Rauchen
7. Alkohol

Für **periphere Gefäßverschlüsse**:
1. Zigarettenrauchen
2. Diabetes mellitus
3. arterielle Hypertonie
4. Hypertriglyzeridämie und Hypercholesterinämie

Nach anderen Studien, zum Beispiel der **Göttinger Risiko-, Inzidenz- und Prävalenzstudie** (GRIPS), ergibt sich eine etwas andere Gewichtung der Risikofaktoren, was aber letztlich keine Änderung der Strategie notwendig macht.

Aus der pragmatischen Sicht des praktischen Arztes, der eine Hauptrolle in der Prävention kardiovaskulärer Erkran-

Myokardinfarkt	Schlaganfall	pAVK
LDL Chol.	Blutdruck	Blutdruck
Fam. Disposition	Fibrinogen	Rauchen
Fibrinogen	Plasmaglukose	Plasmaglukose
Lp(a)	Rauchen	LDL Chol.
HDL Chol. (invers)	Lp(a)	(Lp(a))

Tabelle 1: Gewichtung der Risikofaktoren nach der Göttinger Studie

Pathogenese

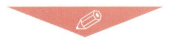

kungen spielt, ist eine Einteilung in beeinflußbare und nicht beeinflußbare Risikofaktoren sinnvoll. Eine solche Einteilung ist in Tabelle 2 dargestellt.

Risikofaktoren (beeinflußbar):

- arterielle Hypertonie
- erhöhtes Serumcholesterin (insbesondere LDL-Cholesterin)
- erniedrigtes HDL-Cholesterin
- Zigarettenrauchen
- Adipositas
- pathologische Glukosetoleranz und Diabetes mellitus
- körperliche Inaktivität
- psychosoziale Charakteristika u.a. (Typ-A-Verhaltensmuster)
- Ovulationshemmer (insbesondere in Kombination mit Rauchen)

Risikofaktoren (nicht beeinflußbar):

- belastende Familienanamnese
(v. a. kardiovaskuläre Erkrankungen vor dem 50. Lebensjahr)
- höheres Alter
- männliches Geschlecht (hormonelle Faktoren)

Tabelle 2

2.5.1. Hypertonie

Der Bluthochdruck ist der wichtigste Risikofaktor für den **Schlaganfall** und einer der wichtigsten Risikofaktoren für **Herzinsuffizienz**, **Herzinfarkt**, **periphere arterielle Verschlußkrankheit** und **Nierengefäßerkrankungen**.

Nach den Ergebnissen der Framingham-Studie besteht ein signifikanter Zusammenhang zwischen Blutdruckhöhe und kardiovaskulärer Morbidität und Mortalität. Es konnte gezeigt werden, daß das Risiko schon im Normbereich beziehungsweise im Grenzwertbereich zunimmt und mit der Blutdruckhöhe kontinuierlich steigt (Abbildung 3).

Nach der Definition der WHO liegt eine Hypertonie vor bei systolischen Werten ab 160 mmHg und/oder diastolischen Werten ab 95 mmHg. **Grenzwerthypertonie:** systolische Werte zwischen 140 und 160 mmHg und/oder diastolische Werte zwischen 90 und 95 mmHg.

In der erwachsenen Bevölkerung Deutschlands liegt die Prävalenz des Bluthochdrucks bei 12 bis 15 Prozent. Dies ent-

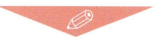

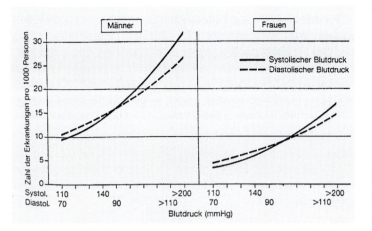

Abb. 3: Inzidenz der koronaren Herzkrankheit in Relation zum systolischen und diastolischen Blutdruck (Framingham-Studie, 1979)

spricht einer Gesamtzahl von circa 10-12 Millionen Hypertonikern in Deutschland.

Konsequenzen für die Praxis

Auf der Grundlage der vorliegenden Untersuchungen kann folgende Aussage zur Behandlungsnotwendigkeit gemacht werden:

Die Reduktion erhöhter Blutdruckwerte ab diastolisch 95 mmHg durch nicht-medikamentöse oder pharmakologische Therapie ist erwiesenermaßen vorteilhaft. Auch die sogenannte milde Hypertonie (diastolisch 90-105 mmHg beziehungsweise 95-109 mmHg) sollte behandelt werden. Es bleibt allerdings vorläufig offen, inwieweit die daraus resultierenden Vorteile nicht möglicherweise durch Nebenwirkungen einiger Medikamente zumindest in bestimmten Untergruppen reduziert werden (zum Beispiel Veränderungen des Fett- und Kohlenhydratstoffwechsels durch Betablocker.

2.5.2. Zigarettenrauchen

Relativ umfangreiche und wenig widersprüchliche Daten liegen für den Nikotinkonsum als Risikofaktor für die Arterioskleroseentstehung vor. Dennoch wird in der täglichen Praxis bei der Prävention und Rehabilitation arteriosklerotischer Gefäßerkrankungen ausgerechnet derjenige Risikofaktor, der sicher von allen Ärzten vorbehaltlos anerkannt wird, stark vernachlässigt.

Pathogenese

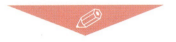

Enge Korrelation zwischen Nikotinkonsum und Herzinfarkthäufigkeit

In einer Vielzahl von Untersuchungen konnte nachgewiesen werden, daß zwischen der Intensität des Zigarettenrauchens und der Inzidenz der koronaren Herzkrankheit eine enge Korrelation besteht. Es gibt auch genügend gesicherte Untersuchungsergebnisse dafür, daß das Einstellen des Zigarettenrauchens im Sinne der Prävention zu einer erheblich niedrigeren Morbidität und Mortalität an koronarer Herzkrankheit führen würde. Auch Koronarpatienten, die nach einem erlittenen Herzinfarkt das Rauchen einstellen, haben ein um 20 bis 50 Prozent vermindertes Risiko, einen Re-Infarkt beziehungsweise einen plötzlichen Herztod zu erleiden als Patienten, die weiterrauchen.

Alle Studien weisen darauf hin, daß die Inzidenz der koronaren Herzkrankheit relativ rasch nach Abstinenzbeginn auf die Werte bei Nichtrauchern absinkt. Dagegen läßt sich bei den Zigarettenrauchern eine klare **Dosisabhängigkeit** der Rauchgewohnheiten mit der Herzinfarkthäufigkeit nachweisen. Mit steigendem Zigarettenkonsum steigt auch die Rate an arteriosklerotischen Gefäßkomplikationen (Myokardinfarkt, periphere arterielle Verschlußkrankheit). Zigarettenraucher haben nach den Ergebnissen der Framingham-Studie ein dreimal höheres Hirninfarktrisiko als Nichtraucher. Zigarettenrauchen erhöht auch das Risiko einer Subarachnoidalblutung für beide Geschlechter. Frauen, die gleichzeitig rauchen und orale Antikonzeptiva einnehmen, haben laut einer britischen Untersuchung ein fast 20fach höheres Risiko als ohne diese beiden Faktoren.

Über folgende Mechanismen beeinflußt das Zigarettenrauchen die Entstehung der Arteriosklerose:

- *Beeinflussung des Fettstoffwechsels (Senkung des HDL-Cholesterins und Anhebung der LDL-Cholesterin-Fraktion).*
- *Beeinflussung des Blutgerinnungssystems und der Thrombozytenaggregation.*
- *Steigerung der Pulsfrequenz und des Blutdrucks sowie der Pulswellengeschwindigkeit.*
- *Freisetzung von Noradrenalin mit darauffolgender Vasokonstriktion und Zunahme des peripheren Gefäßwiderstandes.*
- *Die Erhöhung der Kohlenmonoxidhämoglobinkonzentration führt zu einer Abnahme der Gewebssauerstoffversorgung.*
- *Ungünstige Beeinflussung der Hämorheologie (Zunahme der Fibrinogenkonzentration und somit der Blutviskosität, Zunahme der Erythrozytenaggregation, der Erythrozyten- und Leukozytenzahl.*

2.5.2.1. Nikotinentwöhnung

Die Erfolgsziffern der Nikotinentwöhnung sind **kläglich**. Großangelegte Rauchentwöhnungsprogramme, die in der Bundesrepublik über fünf Jahre angelegt waren, zeigten, daß nur 22 Prozent der Probanden Nichtraucher wurden und es auch nach fünf Jahren blieben. 21 Prozent waren völlig therapieresistent und rauchten weiter, bei einem Teil kam es zu Teilerfolgen.

In der **sekundären Prävention** atherosklerotischer Gefäßerkrankungen sehen die Zahlen etwas **günstiger** aus. So rauchen drei Monate nach einem akuten Herzinfarkt nur noch 50 Prozent der vorherigen Raucher. Besser scheinen auch Patienten nach Gefäßoperationen motivierbar zu sein. Dies ist deshalb wichtig, weil Rezidivverschlüsse nach einer rekonstruierenden Operation der Beckenarterien bei Rauchern etwa doppelt so häufig auftreten wie bei Nichtrauchern (Abbildung 4).

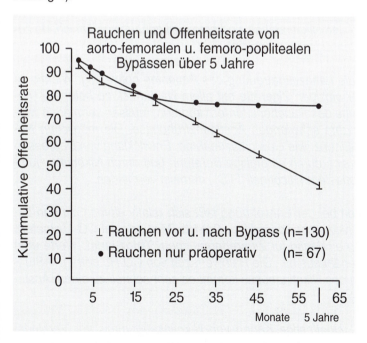

Abb. 4: Rauchen und Offenheitsrate von aortofemoralen und femoropoplitealen Bypässen über fünf Jahre (Provan et al., Surg. Gyn. Obst. 1985, 49, Toronto, Ontario).

Patienten mit peripherer arterieller Verschlußkrankheit lassen sich nur sehr schwer vom Nikotin entwöhnen. Die Ergebnisse einer großangelegten britischen Studie sowie eigener Untersuchungen zeigen, daß nur etwa 20 Prozent aller

Pathogenese

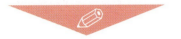 Patienten mit peripherer arterieller Verschlußkrankheit entwöhnt werden können. Dies ist allerdings nur dann möglich, wenn neben der **psychologischen Beratung** auch noch Hilfsmittel wie **Nikotinkaugummis** oder **Nikotinpflaster** eingesetzt werden.

2.5.2.2. Praktische Ratschläge zur Einstellung des Rauchens

♦ Ärzte und Primärtherapeuten müßten mit gutem Beispiel vorangehen. Wichtig ist die Einbeziehung des Ehepartners und der Familie. Es muß darauf verwiesen werden, daß eine Behandlung des Gefäßpatienten nur bei Nichtrauchern erfolgreich erscheint. **Rauchen macht die meisten therapeutischen Bemühungen zunichte. Merkblätter**, **Broschüren** und **audiovisuelle Hilfsmittel** sind wertvoll. Nikotinkaugummis und Nikotinpflaster haben sich nicht nur in der primären, sondern auch in der sekundären Prävention atherosklerotischer Gefäßerkrankungen bewährt.

♦ Zigarren- und Pfeifenraucher haben ein gleich hohes Risiko wie Zigarettenraucher, sofern sie früher Zigaretten geraucht haben.

♦ Zigaretten mit niedrigem Teer- und Nikotingehalt sind potentiell genauso gefährlich, da zumeist die Anzahl der gerauchten Zigaretten ansteigt.

♦ Zur **Rückfallprophylaxe** ist die Langzeitbetreuung des Patienten notwendig. Wichtig ist es, das Risiko auch nur einer einzigen Zigarette mit allem Nachdruck zu betonen. Umstände, die die Wiederaufnahme des Rauchens fördern könnten, müssen vermieden werden, zumindest in der besonders schwierigen Abstinenzfrühphase. Die möglichen Nebenwirkungen einer Tabakabstinenz, wie Gewichtszunahme, Entwicklung von Depressionen oder Reizbarkeit, lassen sich durch sorgfältige Beratung und durch Nikotinkaugummis (Nicorette®) oder Nikotinpflastern (Nicotinell TTS®) zumeist vermeiden.

♦ Die **Compliance** der Patienten bei der Entwöhnung läßt sich relativ einfach mit den Laborparametern CO-Hb und Thiozyanat überprüfen. **CO-Hb** (Methode mit CO-Oximeter): Werte ab 2 Prozent sprechen eindeutig für Zigarettenrauchen. **Thiozyanat**: Werte über 100 µM/l weisen auf Zigarettenabusus hin. Die Halbwertszeit von CO-Hb beträgt 4 Stunden, das heißt bei Einstellung des Nikotinabusus kommt es sehr schnell zu einem Absinken der CO-Hb-Konzentration.

♦ Das kurze beziehungsweise mittelfristige Kauen von Nikotinkaugummis zur Verhinderung von Entzugssymptomen erscheint nicht gefährlich. Sicherlich spielt Nikotin bei der Entstehung der Arteriosklerose keine Rolle. Bei einem Zug aus einer Zigarette aber werden über 3500 chemische Stoffe inhaliert und aufgenommen. Bis zum heutigen Zeitpunkt ist die Wertigkeit der einzelnen Bestandteile für die Arterioskleroseentstehung nicht geklärt.

2.5.3. Hyperlipoproteinämie

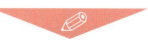

Die obere Normgrenze für das Gesamtcholesterin und die Triglyzeride im Serum, die in der Praxis am häufigsten bestimmt werden, wurden neu definiert. In einem Strategiepapier zur Prävention der koronaren Herzkrankheit hat die Europäische Atherosklerose-Gesellschaft auch die Richtlinien für die Behandlung der Hyperlipidämie neu gefaßt (**Consensus-Konferenz London 1987**). Diese Richtlinien sind mittlerweile überarbeitet worden, wobei die empfohlene Therapie und die Zielwerte mehr nach dem zugrunde liegenden Risikofaktorenprofil ausgerichtet werden (**Consensus-Konferenz 1991**).

Alle **Gesamtcholesterinwerte über 200 mg/dl** bei Erwachsenen über 30 Jahre gelten als **zu hoch** und damit als therapiebedürftig.

Für Erwachsene bis zum 30. Lebensjahr wird eine Senkung des Cholesterinspiegels im Blut auf 180 mg/dl angestrebt. Die Triglyzerid- und Cholesterinkonzentration sowie die HDL-Cholesterin-Konzentration von Erwachsenen sollten mindestens alle fünf Jahre untersucht werden, damit Risikopatienten frühzeitig erkannt werden. Die Untersuchung muß unter Nüchternbedingungen erfolgen.

Das Gewicht sollte relativ stabil sein und der Patient sich normal ernähren.

Behandlung der Hypercholesterinämie			
Ausgangswerte (mg/dl)		Konstellation	Behandlung
Gesamtcholesterin	200 – 250	keine weiteren Risikofaktoren	Diät
LDL-Cholesterin	135 – 175	hohes Risiko	(Medikamente bei Versagen der kons. Maßnahmen)
Gesamtcholesterin	250 – 300	keine weiteren Risikofaktoren	Diät
LDL-Cholesterin	175 – 215	hohes Risiko	Medikamente
Gesamtcholesterin	> 300		Medikamente Diät in der Regel nicht ausreichend
LDL-Cholesterin	> 215		

Pathogenese

Behandlung der kombinierten Hyperlipidämie

Ausgangswerte (mg/dl)		Konstellation	Behandlung
Gesamtcholesterin	200 – 300		Diät
LDL-Cholesterin	135 – 215	bei hohem vask. Risiko oder bestehender KHK	Medikamente
Triglyzeride	200 – 400		
Gesamtcholesterin	> 300		Medikamente
LDL-Cholesterin	> 215		
Triglyzeride	> 400		

Richtlinien zur Behandlung der Hyperlipidämie

Zielwerte in Abhängigkeit vom Risikoprofil

Risiko	Zielwert Gesamtcholesterin (mg/dl)	LDL-Cholesterin (mg/dl)
Leicht erhöhtes Risiko Gesamtcholesterin 200 – 300 mg/dl keine weiteren Risikofaktoren	195 – 230	155 – 175
mäßig erhöhtes Risiko Gesamtcholesterin 200 – 300 mg/dl und ein weiterer Risikofaktor oder HDL-Cholesterin < 39 mg/dl	195	135 – 155

hohes Risiko
bestehende vaskuläre Erkrankung
oder Gesamtcholesterin > 300 mg/dl
oder Gesamtcholesterin 200 – 300 mg/dl und
    zwei weitere Risikofaktoren
oder Gesamtcholesterin 200 – 300 mg/dl und
    ein ausgeprägter weiterer Risikofaktor
	175 – 195	115 – 135

Pathogenese

Behandlung der Hypertriglyzeridämie

Ausgangswerte (mg/dl)		Konstellation	Behandlung
Triglyzeride	200 – 400		Diät
LDL-Cholesterin	< 135	bei KHK oder hohem Risiko	Medikamente
Triglyzeride	> 400		Diät
LDL-Cholesterin	< 135		Medikamente bei Versagen der konservativen Therapie

(Nutrition, Metabolism and Cardiovascular Diseases 1992 2: 113 – 156)

Die gebräuchlichsten Monosubstanzen zur Senkung des Serumcholesterins und der Serumtriglyzeride

Substanz	Handelsname	Hersteller
Sitosterin	Sitosterin®	Delalande
Colestyramin	Quantalan®	Bristol
Colestipol	Colestid®	Bristol
	Cholestabyl®	Fournier
Pyridilcarbinol (in Retardform)	Ronicol®	Roche
Nikotinsäure	Niconacid®	Wander Pharma
	Complamin®	Beecham
Dextro-Thyroxin	Dynothel®	Henning
	Eulipos®	Boehringer MA
Phospolipide	Lipostabil®	Rhône-Poulene
Clofibrat	Regelan®	ICI-Pharma
	Atheropront®	Mack
Bezafibrat	Cedur®	Boehringer MA
Etofibrat	Lipomerz®	Merz
Etofyllinclobibrat	Duolip®	Merckle
Fenobibrat	Lipanthyl®	Fournier
	Normalip®	Knoll
Gemfibrozil	Gevilon®	Parke-Davis
Lovastatin	Mevinacor®	MSD
Pravastatin	Pravasin®	Squibb Heyden
	Liprevil®	Bristol
Simvastatin	Zocor®	MSD
	Denan®	Thomae
Oxydationshemmer:		
Probucol	Lurselle®	Merrel

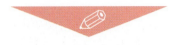 Bei der Therapie der Hyperlipidämie empfiehlt sich das Vorgehen nach dem Stufenschema (siehe Tabelle 3). Erhöhte Lipidwerte sollten zunächst immer diätetisch behandelt werden.

Eine Reduzierung des Gesamtcholesterins im Serum um 10 Prozent kann mit folgenden diätetischen Maßnahmen erfolgen:

- *Senkung der Gesamtfettzufuhr auf 30 Prozent der Gesamtkalorien.*
- *Erhöhung der mehrfach ungesättigten Pflanzenfette und -öle auf 10 Prozent unter gleichzeitiger Reduktion der gesättigten Fette auf 10 Prozent.*
- *Beschränkung des Nahrungscholesterins auf 300 mg pro Tag.*
- *Bei zwei bis drei Fischmahlzeiten pro Woche und Erhöhung der Faserstoffe in der Nahrung auf 30 g/1000 kcal kann eine zusätzliche Cholesterinreduzierung um circa 10 Prozent erreicht werden. Die wichtigste Maßnahme für übergewichtige Hypercholesterinämiker bleibt nach wie vor die* **Gewichtsabnahme beziehungsweise -normalisierung**.

2.5.3.1. Einfluß der Ernährung

Untersuchungen über **diätetische Maßnahmen** an gesunden Probanden und an Patienten mit koronarer Herzkrankheit haben ergeben, daß durch Senkung des Cholesterinspiegels um 10 Prozent des Ausgangswertes mit einer Reduktion der Infarktrate um 20 Prozent gerechnet werden kann.

Daß selbst schwere Hypercholesterinämiker, das heißt Patienten mit Werten über 265 mg/dl, auf Nahrungsänderung reagieren, geht aus der **LRC-Studie** (Lipid Research Clinic) hervor. Bei insgesamt 7731 Männern wurde nach einem zweiten Klinikaufenthalt eine Diätumstellung vorgenommen. Dabei wurde bei circa einem Drittel der Männer mit schwersten Hypercholesterinämien eine Senkung des Cholesterinspiegels erreicht, so daß eine medikamentöse Therapie nicht mehr erforderlich war. Bei Hypercholesterinämie ist daher zunächst eine etwa zweimonatige strikte Diät indiziert, bevor lipidsenkende Medikamente eingesetzt werden. Wie bereits erwähnt, kann der Cholesterinspiegel durch eine faserreiche Ernährung gesenkt werden.

Viele, nicht aber alle Faserstoffe üben eine cholesterinsenkende Wirkung aus: **Gallensäuren** (Abbauprodukte des Cholesterins) werden im Dünndarm gebunden und über den Dickdarm im Stuhl ausgeschieden. **Faserstoffe** mit dieser Wirkung sind in Haferflocken, Früchteschalen und verschiedenen Gemüsearten enthalten. Es gibt Medikamente, die den Cholesteringehalt nach dem gleichen Prinzip senken, zum Beispiel Metamucil® oder Mucofalk®, das Plantagofasern enthält. Diätetische Maßnahmen können den Gesamtcholesterinspiegel um 20 Prozent des Ausgangswerts senken, vorausgesetzt, der Patient wird durch den Arzt motiviert. Mit der Notwendigkeit kombinierter medikamentöser Lipidsenkung kann der Cholesterinspiegel um 50 Prozent gesenkt werden.

Mit den neuen Ergebnissen von diätetisch und **medikamentös** behandelten Hypercholesterinämikern kann mit Recht eine Senkung der Koronarmortalität durch den praktischen Arzt erwartet werden. Bei isolierter Hypertriglyzeridämie muß nach anderen Ursachen gefahndet werden. Als Ursache kommen Adipositas, exzessiver Alkoholgenuß, Diuretika, Betablocker, Östrogenpräparate oder Diabetes mellitus in Frage. Die meisten Untersuchungen weisen darauf hin, daß die Herzinfarktrate linear mit steigendem Serumcholesterinspiegel ansteigt (ab 180 mg/dl). Das Risiko verdoppelt sich im Bereich von 200 bis 250 mg/dl.

> **Senkung der Koronarmortalität durch den praktischen Arzt**

> **Als optimaler Serumcholesterinspiegel wird ein Wert von 140 bis 180 mg/dl angenommen**

2.5.3.2. Lipoproteinklassen

Die Lipide sind im Blut an Eiweiß gekoppelt. Nur so können sie im Serum transportiert werden. Die großen molekularen Verbindungen zwischen Lipiden und Apoproteinen werden Lipoproteine genannt. Es werden verschiedene Arten von Lipoproteinen unterschieden.

Die typischen biochemischen Merkmale der normalen Plasmalipoproteine sind in Abbildung 5 zusammengefaßt. Die Lipoproteine mit einer niedrigeren Dichte (LDL) wirken atherogen. Die Lipoproteine mit einer hohen Dichte (HDL) haben eine protektive Wirkung auf die Gefäße. Von epidemiologischem Interesse ist **Lipoprotein (a),** eine Unterfraktion der LDL Klasse. Ein erhöhter Blutspiegel ist unabhängig von der Höhe des LDL-Cholesterins mit einem erhöhtem Atheroseleroserisiko assoziert. Lipoprotein a ist bisher aber therapeutisch nicht beeinflußbar, seine Messung kann aber zur besseren Erfassung des Risikoprofils dienen.

Lipoprotein (a), das in seiner Zusammensetzung dem für die arterioklerotische Gefäßerkrankung ungünstigen LDL-Cholesterin ähnelt, wurde 1963 erstmals im menschlichen Blut gefunden. Im Jahre 1965 bereits erkannte man die enge Beziehung zwischen LP (a) und der Entstehung eines Herzinfarktes. Seit 1974 bereits wurde Lp (a) als eigenständiger Risikofaktor für die Entwicklung der koronaren Herzkrankheit (Angina pectoris und Herzinfarkt) angesehen.

> **Wichtige Lipoproteinfraktionen:**
> - Lipoproteine niedriger Dichte: Low Density Lipoproteins = **LDL** oder Beta-Lipoproteine
> - Lipoproteine sehr niedriger Dichte: Very Low Density Lipoproteins = **VLDL** oder Prä-Beta-Lipoproteine
> - Lipoproteine hoher Dichte: High Density Lipoproteins = **HDL** oder Alpha-Lipoproteine

> **Hohe LDL-Cholesterinkonzentrationen bedeuten hohes Risiko für Entstehung der Arteriosklerose.**

> **LDL = Das „schlechte" Cholesterin**

Pathogenese

Heute gilt als gesichert, daß, wenn die LP (a)-Spiegel über 30 mg/dl steigen, das Herzinfarktrisiko deutlich erhöht ist. Nach wie vor rangiert jedoch ein erhöhter LDL-Wert mit Abstand auf Platz 1 der Risikoskala beim Herzinfarkt. Bereits 1986 wurde offensichtlich, daß ein erhöhtes Lipoprotein (a) als *Risikofaktor für die Entstehung des Schlaganfalls* anzusehen ist.

Lipoprotein (a) scheint ein magisches Bindeglied zwischen den Blutfetten und dem Blutgerinnsel zu sein.

Wie hoch darf Lipoprotein (a) im Blutplasma sein? Die meisten Menschen haben Lp (a)-Konzentrationen unter 10 mg %. Werte über 30 mg sind selten. Die gleichzeitige Erhöhung von Lipoprotein (a) und dem LDL-Cholesterin erhöht das Risiko für die Entstehung einer Arteriosklerose um das Fünffache.

Medikamentös ist eine Senkung erhöhter Lipoprotein (a)-Konzentrationen durch hohe Dosen von Niazin sowie durch Omega-3-Fettsäuren und die Kombination von Cholestyramin und Niazin möglich. Gegenwärtig laufen weltweit noch zahlreiche wissenschaftliche und klinische Untersuchungen mit dem Ziel, den Stellenwert des Lipoprotein (a) für die Entwicklung der Arteriosklerose genauer zu untersuchen.

	Chylomikronen	Very low density Lipoproteine	Low density Lipoproteine-LDL	High density Lipoproteine-HDL
Größe (Å)	1000-10000	300-700	150-250	75-100
Form	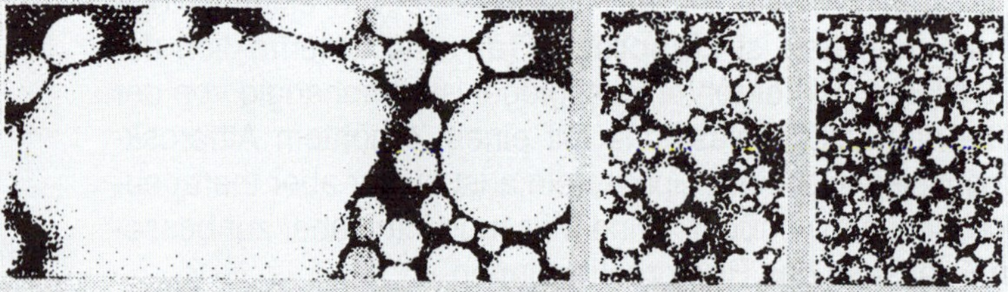			
Zusammensetzung:				
Proteine	1%	8-10%	20%	50%
Phospholipide	4%	18%	23%	30%
Cholesterin	6%	19%	45%	18%
Triglyzeride	85-90%	50%	10%	2-5%

Abb. 5: Charakteristika der normalen Plasmalipoproteine (nach Seidel)

Neben den Lipoproteinen werden postprandial triglyzeridreiche **Chylomikronen** gebildet. Diese werden aus den Lymphbahnen des Darms über den Ductus thoracicus in den venösen Kreislauf geleitet. Der Abbau der Chylomikronen erfolgt dann über Lipoproteinlipasen. Dabei entstehen **Lipoproteine intermediärer Dichte (IDL)**. Diese Fraktion wirkt ebenfalls atherogen.

Klinisch werden primäre Hyperlipoproteinämien von sekundären Hyperlipoproteinämien unterschieden. Den mit dem Nobelpreis 1985 ausgezeichneten texanischen Forschern *M. Brown* und *J. Goldstein* ist es gelungen, den Wirkungsmodus des im Arterioskleroseprozeß führenden Risikofaktors Hypercholesterinämie aufzuklären. Ihre jetzt auch am Menschen bestätigten Ergebnisse an Gewebekulturen zeigten, daß die auf der Zelloberfläche sitzenden Rezeptoren für die Einschleusung des Plasmacholesterins und für dessen Verstoffwechselung verantwortlich sind. Das klassische Modell für die Bestätigung der **Rezeptorentheorie** ist die familiäre Hypercholesterinämie, eine Krankheit, die durch den Aufstau des Plasmacholesterins gekennzeichnet ist und schon in frühem Lebensalter zu tödlichen Herzinfarkten führt.

Neugeborene haben im Plasma sehr niedrige LDL-Konzentrationen. Schon im Kleinkindesalter kommt es zu einem Anstieg des Gesamtcholesterins. Eine fehlerhafte Ernährung verstärkt diese Entwicklung. Der LDL-Spiegel im Plasma steigt in der Industriebevölkerung auf etwa das drei- bis vierfache, weil mit zunehmendem Alter die Zahl der Rezeptoren abnimmt.

Die Gültigkeit der Rezeptortheorie wird auch durch lipidsenkende medikamentöse Wirkungen bestätigt. Viele **Lipidsenker** (zum Beispiel Cholestyramin, Bezafibrat, HMG CoA Reduktasehemmer, Mevinacor®) führen bei familiären Hypercholestesterinämien zu einer fast 50prozentigen Senkung der erhöhten LDL-Konzentration im Plasma. In der Lipid Research Clinics Studie ist es gelungen, durch Anwendung des Ionenaustauschers Cholestyramin die Zahl der Herzinfarkte und der plötzlichen Herztodesfälle deutlich zu verringern. Auch bei Patienten mit peripherer arterieller Verschlußkrankheit im Claudicatio-intermittens-Stadium können diätetische und medikamentöse Maßnahmen die Progression der Arteriosklerose im femoropoplitealen Bereich hemmen.

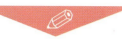

Die **LDL-Rezeptoren**, die auf den Zelloberflächen lokalisiert sind, nehmen LDL in den Zellen auf und bauen diese Fraktionen ab.

**HDL =
Das „gute" Cholesterin**

Faktoren, die die HDL-Cholesterin-Konzentration im Serum erhöhen:
- Östrogene
- mäßiger Alkoholgenuß
- körperliches Ausdauertraining
- Gewichtsabnahme
- Bezafibrat, Fenofibrat
- Nikotinsäurederivate
- Phenytoin und Phenobarbital
- chlorierte Hydrocarbonverbindungen

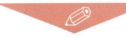

Faktoren, die die HDL-Cholesterin-Konzentration im Serum erniedrigen:

- Androgene
- Gestagene
- Kontrazeptiva
- Adipositas
- Kohlenhydrat-Kost
- Zigarettenrauchen
- Insulinresistenz
- Sulfonylharnstoffe
- Lebererkrankungen
- Cholestase
- Urämie
- Thiazide

Apherese zur Elimination des LDL-Cholesterins

Bei schweren Formen der familiären, monogenetischen Hypercholesterinämie IIa ist die konventionelle Behandlung mit Diät und Medikamenten oft nicht ausreichend. Hier kann die LDL-Apherese weiterhelfen. Mit diesem Verfahren wird ein mit Antikörpern beladenes Material extrakorporal von Plasma durchströmt. Dadurch wird nach Art einer **Antigen-Antikörperreaktion** selektiv LDL-Cholesterin aus dem Plasma entfernt.

Die LDL-Apherese führt zu einer drastischen Reduktion beziehungsweise kompletten Eliminierung von Xanthomen bei diesen Patienten. In einer Regressionsstudie bei Patienten mit koronarer Herzkrankheit konnte erstmals eine günstige Beeinflussung des Verlaufs der Koronarsklerose bei familiärer Hypercholesterinämie IIa dokumentiert werden. Günstige Effekte der Cholesterinsenkung auf die Symptomatik der peripheren Durchblutungsstörungen werden von japanischen Arbeitsgruppen berichtet. Möglicherweise ist dieser Effekt durch eine begleitende Absenkung des Fibrinogenspiegels verursacht.

2.5.4. Diabetes mellitus

Diabetiker entwickeln häufiger und früher arteriosklerotische Gefäßveränderungen als Nicht-Diabetiker. Die Arteriosklerose ist in erster Linie für die höhere Morbidität und Mortalität der Diabetiker verantwortlich. Sowohl **Mikro-** als auch **Makroangiopathien** treten dadurch bei Diabetikern häufiger auf. Die Framingham Studie zeigt, daß die Prävalenz einer arteriellen Verschlußkrankheit bei Diabetikern **drei-** bis **fünfmal höher** ist als in der Normalbevölkerung. Nicht nur der manifeste Diabetes mellitus, sondern bereits eine gestörte Glukosetoleranz ist, unabhängig von anderen Risikofaktoren, ein selbständiger Faktor für die Entstehung arteriosklerotischer Herz- und Gefäßerkrankungen.

Die meisten Patienten mit koronarer Herzkrankheit und peripherer Verschlußkrankheit weisen einen veränderten Kohlenhydratmetabolismus auf. Es findet sich bei ihnen sowohl eine verschlechterte Glukosetoleranz als auch eine erhöhte Insulinantwort auf orale Glukosegabe. Erhöhte Insulinspiegel im Blut (Hyperinsulinämie) fördern die Arterioskleroseentstehung. Es gibt zahlreiche Hinweise dafür, daß die Hyperglykämie ursächlich für die Genese arteriosklerotischer Gefäßerkrankungen nur eine untergeordnete Rolle spielt. In epidemiologischen Studien hat man hingegen immer wieder eine enge Beziehung zwischen den Seruminsulinkonzentrationen und arteriosklerotischen Gefäßveränderungen festgestellt.

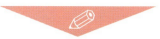

Das Zusammentreffen von Hypertonie, Hyperlipidämie, Adipositas, besonders die stammbetonte Fettverteilung und Glukoseintoleranz, wird als **metabolisches Syndrom** bezeichnet und besitzt als gemeinsames Bindeglied eine vorgeschaltete Stoffwechselstörung, die **Insulinresistenz**. 25 Prozent der Normalbevölkerung und etwa 70 Prozent der Patienten mit essentieller Hypertonie weisen eine Insulinresistenz auf. Ein offenbar **genetischer Defekt** an der Skelettmuskelzelle und an der Leber führt zu einer gestörten Glukoseaufnahme, verstärkt wird dies durch eine erworbene Insulinresistenz aufgrund von Adipositas und Bewegungsmangel. Dies führt kompensatorisch zu einem Insulinanstieg, wodurch die Patienten noch lange Zeit nicht diabetisch sind.

Hypertonie
+ **Hyperlipidämie**
+ **Adipositas**
+ **Hyperinsulinämie**

= **Metabolisches Syndrom**

Unter dem Einfluß der Hyperinsulinämie werden in der Leber verstärkt Lipide, Triglyzeride und VLDL synthetisiert. Insulin stimuliert direkt die Synthese von Cholesterin, Triglyzeriden und freien Fettsäuren in der Aortenwand sowie den Einbau von Glukose und Azetat. Darüber hinaus verstärkt Insulin auch die Bindung von Low-density-Lipoproteinen an Fibroblasten, was für die Akkumulation von Cholesterin wichtig ist. Weiterhin wird die Proliferation glatter Muskelzellen in der Gefäßwand angeregt, was zur Ausbildung einer Mediahypertrophie beitragen kann. Die Prostaglandinsynthese wird vermindert.

Zusätzlich fördern die Insulinresistenz und die daraus resultierende Hyperinsulinämie die Entstehung einer **arteriellen Hypertonie**. Dazu beitragen könnte die durch Insulin gesteigerte renale Natriumrückresorption und die damit verbundene Vermehrung des extrazellulären Volumens. Gleichzeitig steigert Insulin den Sympathikotonus, was über eine Zunahme der myokardialen Kontraktilität, der Herzfrequenz und des peripheren Widerstandes zur Blutdrucksteigerung beiträgt.

Das Zusammentreffen von Adipositas, Hypertonie, Hyperlipidämie und ihrem Bindeglied Hyperinsulinämie führt dazu, daß die Patienten schon vor der Manifestation eines Diabetes

Pathogenese

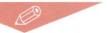

mellitus Typ II ausgeprägte Veränderungen der großen und kleinen Gefäße aufweisen können. Eine rechtzeitig einsetzende Therapie, welche das gesamte Spektrum des metabolischen Syndromes berücksichtigt, ist daher von entscheidender Bedeutung.

Relevanz für die Praxis

Die genetisch bedingte Insulinresistenz wird durch die **gestörte Glukoseverwertung** der Skelettmuskulatur bei Adipositas und Bewegungsmangel verstärkt. Interessanterweise spielt hier auch die Verteilung des Fettes eine Rolle, so sind Patienten mit einer androiden Fettverteilung, d.h. mit einem Bauch und schmalen Hüften, besonders gefährdet. Bereits jetzt muß eine intensive Therapie der Stoffwechselsituation und des Blutdruckes, verbunden mit einer Gewichtsabnahme und körperlicher Aktivität, durchgeführt werden.

Bei der Auswahl der **Medikamente** sind die Auswirkungen der Substanzen auf den Stoffwechsel zu berücksichtigen. Bei den Antihypertensiva sind die Kalzium-Antagonisten oder ACE-Hemmer als stoffwechselneutral zu bewerten. ACE-Hemmer sollen zusätzlich die Glukoseverwertung der Muskelzelle verbessern und somit die Hyperinsulinämie positiv beeinflussen.

> Bei positiver Familienanamnese, stammbetonter Fettverteilung, erhöhten Triglyzeriden und Harnsäure ist von einer Insulinresistenz beziehungsweise einem metabolischen Syndrom auszugehen.

Wegen der negativen Effekte der Hyperinsulinämie gilt es daher beim manifesten Diabetes mellitus mit möglichst niedrigen Insulinspiegeln auszukommen. Für den **Typ-I-Diabetiker** mit exogen verursachter Insulinämie bedeutet dies im wesentlichen Zufuhr von vielen kleinen Insulindosen.

Für den **Typ-II-Diabetiker** ist es wichtig, neben der Bekämpfung der Hyperinsulinämie durch körperliches Ausdauertraining und Gewichtsreduktion zunächst einen Versuch mit nichtinsulinotropen Präparaten wie Acarbose und Metformin zu unternehmen. Die weit verbreitete Therapie mit Sulfonylharnstoffen und zusätzlicher Insulingabe hingegen führt zu einer endogenen und/oder exogenen Hyperinsulinämie und damit möglicherweise zu einer Progression der arteriosklerotischen Gefäßerkrankung. Bezüglich der Stufentherapie des Diabetes mellitus wird auf entsprechende Spezialliteratur verwiesen.

2.5.5. Hyperurikämie

Bislang ist es nicht gelungen, eine klare Korrelation zwischen Hyperurikämie und der Prävalenz der arteriellen Verschlußkrankheit zu dokumentieren. Klinisch-empirisch wird die Hyperurikämie aber immer wieder mit der Entstehung von **Unterschenkelarterienverschlüssen** in Verbindung gebracht. Darüber hinaus gibt es starke Hinweise dafür, daß die Hyperurikämie zu einer ausgeprägten **Media-Kalzinose (Mönckeberg'sche Mediasklerose)** führt. Diese Sklerose hat allerdings nichts zu tun mit der lumeneinengenden Arteriosklerose. Es handelt sich dabei um eine Gänsegurgel-artige Kalkeinlagerung in die Media (Abbildung 6).

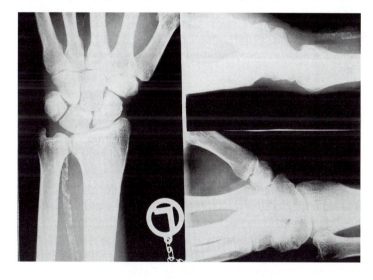

Abb. 6: Mediasklerose mit spangenartiger Kalkeinlagerung

2.5.6. Körperliche Inaktivität

Zahlreiche epidemiologische Untersuchungen zeigen, daß regelmäßige körperliche Aktivität in Beruf und Freizeit die Häufigkeit arteriosklerotischer Gefäßveränderungen, insbesondere der koronaren Herzkrankheit, vermindert. Körperliches Training spielt eine herausragende Rolle in der Primär- und Sekundärprävention arteriosklerotischer Gefäßerkrankungen. Die Mechanismen, die bei körperlich Aktiven zu einem verminderten Auftreten der koronaren Herzkrankheit führen, sind weitgehend bekannt. Dabei spielen neben den kardialen Adaptationserscheinungen auch andere Faktoren eine wichtige Rolle.

Durch **Bewegungstherapie** wird erreicht:

- eine Senkung der Triglyzeride, der VLDL-Fraktion und des LDL-Cholesterins (akut und chronisch bis 40 Prozent) sowie eine Erhöhung des HDL-Cholesterins (10-20 mg/dl)
- eine Senkung des systolischen und diastolischen Blutdrucks
- eine Verbesserung des Kohlenhydratstoffwechsels (bei Diabetikern) sowie eine Senkung der Insulinspiegel und eine Steigerung der Insulinwirkung (bei Adipösen)
- eine Steigerung der fibrinolytischen Aktivität
- eine günstige Beeinflussung der Blutrheologie (Abnahme der Blutviskosität, Verminderung der Erythrozytenaggregationsneigung, Zunahme der Erythrozytenfiltrierbarkeit)
- Der Genußmittelverbrauch, insbesondere der Nikotinabusus, wird durch regelmäßige Trainingsmaßnahmen meist günstig beeinflußt. („Wer fit ist, ist nicht fett und raucht nicht")
- Bewegungstherapie wirkt in ihren Auswirkungen den Stressreaktionen entgegen (Senkung der Katecholaminspiegel, verstärkte Endorphinproduktion).

Claudicatio intermittens: Gehtraining – die wichtigste Behandlungsmethode überhaupt

Es gibt keinen Zweifel darüber, daß körperliche Inaktivität in Beruf und Freizeit einen selbständigen kardiovaskulären Risikofaktor darstellt. Dies gilt insbesondere für die Inzidenz der koronaren Herzkrankheit. Obwohl es keine epidemiologischen Untersuchungen gibt, die zeigen würden, daß Bewegungsmangel einen Risikofaktor für die periphere arterielle Verschlußkrankheit darstellt, muß man wegen der häufigen Koinzidenz der koronaren Herzkrankheit und der peripheren Verschlußkrankheit davon ausgehen, daß körperliches Training auch für die Entstehung peripherer Durchblutungsstörungen ein protektiver Faktor ist. Körperliches **Ausdauertraining** beeinflußt die meisten Risikofaktoren arteriosklerotischer Gefäßerkrankungen günstig. In der sekundären Prävention und in der Therapie der peripheren Verschlußkrankheit ist beispielsweise das Gehtraining bei Claudicatio intermittens die wichtigste Behandlungsmethode überhaupt.

2.5.7. Psychosoziale Faktoren

Streß wird immer wieder mit der Entstehung der Arteriosklerose in Verbindung gebracht. Wissenschaftliche Untersuchungen haben sich hauptsächlich mit **Streß** und koronarer Herzkrankheit beschäftigt. Die am meisten akzeptierten Theorien stimmen damit überein, daß das sogenannte Typ-A-Verhalten mit einem erhöhten Risiko arteriosklerotischer Gefäßerkrankungen, insbesondere der koronaren Herzkrankheit einhergeht.

Charakteristika der **Typ-A-Persönlichkeit**:

- ehrgeizige, kompetitive, ungeduldige Patienten
  - ungewöhnlicher Wettbewerbssinn
  - Neigung zu Feindseligkeit und Aggressivität
  - meist ungeduldige Patienten, die ständig unter Zeitdruck stehen (Zwangsvorstellungen gegenüber der verstreichenden Zeit).
  Die Typ-A-Persönlichkeit ist in allen Gesellschaftsschichten vertreten. Die Zugehörigkeit zu diesem Typus hängt nicht vom Beruf oder von der sozioökonomischen Stellung ab.

Eine Reihe weiterer psychosozialer Einflußfaktoren erwies sich in bezug auf die kardiale Morbidität und Mortalität als relevant. So fand man, daß zum Beispiel Patienten mit einer koronaren Herzkrankheit in besonderem Maße von einschneidenden Lebensereignissen betroffen waren. Sie waren häufiger arbeitslos oder waren an ihrem Arbeitsplatz größerer Verantwortung oder größerem Zeitdruck ausgesetzt. Während in den fünfziger Jahren die Koronarerkrankungen vor allem in der gesellschaftlichen Oberschicht auftrat („Managerkrankheit"), sind heute vermehrt die unteren sozialen Schichten betroffen. Man führt dies auf eine bessere Anpassung der Oberschicht an den technologischen Fortschritt und an das vermehrte Freizeitangebot sowie auf einen gesünderen Lebensstil zurück, während die soziale Verunsicherung, zum Beispiel durch Arbeitslosigkeit, in den unteren Klassen proportional zunahm.

2.5.8. Genetische Faktoren

Genetische Faktoren spielen sicherlich in der Pathogenese der Arteriosklerose eine wichtige Rolle. Es gibt angeborene Fettstoffwechselstörungen, wie zum Beispiel die Hyperlipoproteinämie vom Typ IIa, die verantwortlich sind für das frühe Auftreten von Gefäßkomplikationen bei diesen Patienten. Die bei bis zu 25 Prozent der Normalbevölkerung bestehende Hyperinsulinämie aufgrund einer ererbten muskulären und hepatischen Insulinresistenz wurde bereits beschrieben.

2.5.9. Orale Kontrazeptiva

Die Therapie mit oralen Kontrazeptiva haben einen ungünstigen Einfluß auf die Blutgerinnung, die Fibrinolyse und auf die Thrombozytenfunktion. Diese ungünstigen Eigenschaften kommen vor allen Dingen bei Patientinnen über dem 35. Lebensjahr zum Tragen und werden in ihrer Gefährlichkeit potenziert durch gleichzeitigen Nikotinabusus. Relativ häufig tritt bei der Kombination beider Risikofaktoren ein **Pseudo-Buerger-Syndrom** auf. Diese Patientinnen neigen zu segmentalen peripheren Verschlüssen, wie Patienten mit einer Thrombangiitis obliterans.

2.5.10. Risikofaktor hoher Hämatokrit

Zahlreiche epidemiologische Studien belegen, daß ein hoher Hämatokritwert einen wichtigen kardiovaskulären Risikofaktor darstellt. Das gilt sowohl für den plötzlichen Herztod, für den Hirninfarkt und für den peripheren Arterienverschluß.

2.5.11. Risikofaktor hohe Leukozytenzahl

Theoretisch gibt es eine ganze Reihe von Gründen für den potentiellen Einfluß von Leukozyten auf die Entwicklung der Arteriosklerose. Leukozyten können entscheidend die **Fließeigenschaften des Blutes** mitbestimmen. Bei Streß, körperlicher Belastung oder Ischämie können insbesondere die neutrophilen Granulozyten aktiviert werden. Durch die Versteifung der Granulozyten und die Freisetzung toxischer Sauerstoffradikale und proteolytischer Enzyme tritt eine Schädigung des Gefäßendothels ein.

Unter allen Leukozyten stehen vor allem die Neutrophilen in enger Beziehung zum Arterioskloseserisiko. Epidemiologische Untersuchungen ergaben, daß beispielsweise bei einer peripheren Leukozytenzahl von über 9000 pro Mikroliter das Infarktrisiko viermal größer ist als bei Werten im unteren Normbereich (unter 6000 pro μl). Hohe Leukozytenzahlen scheinen auch ein größeres **Re-Infarktrisiko** zu signalisieren. Neben entsprechenden epidemiologischen Beobachtungen in dieser Richtung gibt es für diese These auch indirekte Beweise: Jemenitische Juden, bei denen häufig eine konstitutionelle Leukopenie vorliegt, bleiben von arteriosklerotischen Erkrankungen und vor Herzinfarkten weitgehend verschont.

2.5.12. Risikofaktor Fibrinogen

Fibrinogen wird in der Leber gebildet und wird bei Entzündungen als akutes Phase-Protein vermehrt synthetisiert. Daneben hat die Höhe des Fibrinogenspiegels im Blut in letzter Zeit Bedeutung gewonnen als **eigenständiger kardiovaskulärer Risikofaktor**. Durch Fibrinogen wird die Plasmaviskosität und damit die Fließfähigkeit des Blutes bestimmt. Darüberhinaus stimuliert Fibrinogen die Migration und Proliferation glatter Muskelzellen der Gefäßmuskulatur und ist somit an der Atherogenese beteiligt. Hohe Fibrinogenwerte können zu einer Aktivierung der Thrombozyten führen, was im Zusammenhang mit der gesteigerten Blutviskosität mit einer erhöhten Gerinnungsbereitschaft einhergeht.

Bei Patienten mit koronarer Herzkrankheit finden sich erhöhte Fibrinogenspiegel, einige Studien konnten einen Anstieg des Fibrinogens proportional zur Anzahl der betroffenen Koronararterien zeigen. Ebenfalls scheint das Risiko, einen Reinfarkt zu erleiden, mit der Höhe des Fibrinogens zu korrelieren.

Ein Anstieg des Fibrinogens wird auch bei peripherer arterieller Verschlußkrankheit gefunden. Einige Autoren messen der Bestimmung des Plasmafibrinogens als **Screeningtest** für asymptomatische Stadien der AVK Bedeutung zu.

Hohe Fibrinogenspiegel finden sich bei Personen mit Hypercholesterinämie, Hypertonie, Diabetes mellitus oder Adipositas. Die Einnahme von oralen Kontrazeptiva erhöht den Fibrinogenspiegel, ebenso steigt mit der Anzahl der gerauchten Zigaretten proportional der Fibrinogenspiegel. Ausdauertraining und vegetarische Lebensweise führen hingegen zu einer Abnahme des Fibrinogenwertes. Der Einfluß von Alkohol auf die Höhe des Fibrinogenspiegels ist umstritten.

Medikamentös kann mit Fibraten eine Senkung des Fibrinogenspiegel erreicht werden (z.B. Bezafibrat (Cedur®) und Fenofibrat (Normalip®)). Sollte Fibrinogen im Rahmen von Infektionen oder entzündlichen Gefäßerkrankungen erhöht sein, wird durch eine konsequente antibiotische oder antiinflammatorische Therapie eine Senkung der erhöhten Fibrinogenwerte möglich sein.

2.5.13. Risikofaktor Alkohol

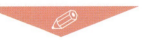

Noch vor 50 Jahren wurde bei einem Treffen der New York Academy of Medicine Alkohol als ein Heilmittel gegen Zirkulationsstörungen vorwiegend im Alter gepriesen, und auch heute ist der Glaube an die positiven Wirkungen eines mäßigen Alkoholgenusses weit verbreitet.

Seit über 30 Jahren wird aus den verschiedensten Ländern immer wieder von klinischen Beobachtungen berichtet, die auf einen Zusammenhang zwischen Alkoholabusus und Schlaganfällen hinweisen.

Groß angelegte epidemiologische Studien zeigen, daß mit steigendem Alkoholkonsum vorwiegend zerebrovaskuläre Erkrankungen zunehmen. Die Mehrzahl der epidemiologischen Studien weisen darauf hin, daß die **Schlaganfallmortalität** bei gewohnheitsmäßigen Trinkern etwa **dreimal so hoch** ist wie bei Gelegenheitstrinkern. Als Hauptmechanismus für das erhöhte Risiko sowohl ischämischer als auch hämorrhagischer Insulte durch Alkohol wurde verschiedentlich ein **zerebraler Vasospamus** diskutiert. Allerdings weisen einige neuere Beobachtungen darauf hin, daß der Einfluß von Alkohol auf das **Blutgerinnungssystem** stärker ist, als bisher angenommen wurde. So bewirkt Alkohol dosisabhängige Schwankungen der Thrombozytenaktivität und potenziert eine durch Azetylsalizylsäure induzierte Verlängerung der Blutungszeit.

Äußerst schwierig, akzeptable Dosis für Alkohol zu definieren

Alkohol ist darüber hinaus ein bedeutsamer Risikofaktor für die **Hypertonieentstehung**. Obwohl Alkohol akut zu einem Blutdruckabfall führt, steigt mit chronischem Alkoholgenuß der mittlere Blutdruck drastisch an. So ist aus epidemiologischen Studien bekannt, daß ein täglicher Genuß von 80 g Alkohol zu einer Zunahme der Häufigkeit von Todesfällen aus kardiovaskulärer oder koronarer Ursache führt. Dagegen zeigen geringere Mengen an Alkohol einen gewissen protektiven Effekt.

Alkoholkonsum hat beim Stoffwechselgesunden eine vorübergehende Erhöhung triglyzeridreicher Lipoproteine im Blut zur Folge. Dagegen führt ein regelmäßiger mäßiger Alkoholgenuß zu günstigen Lipoprotein-Konstellationen. Eine Erhöhung der Lipoproteinlipaseaktivität, von HDL-Cholesterin, HDL-Phospholipiden und -Apolipoproteinen im Nüchternplasma nach einem mäßigen langfristigen Alkoholgenuß deutet auf einen antiatherogenen Effekt hin. Epidemiologische Untersuchungen, in denen nach dem Alkoholkonsum gefragt wurde, wiesen eine Abhängigkeit der HDL-Cholesterin-Konzentration von den Alkoholmengen nach. Kam es zur Alkoholabstinenz, wurde eine Verringerung der HDL-Cholesterinwerte beobachtet.

Der potentielle antiatherogene Effekt von Alkohol ist entsprechend neuer Erkenntnisse an die Konzentration der HDL2-Fraktion gebunden. Die dem Alkohol zugewiesenen günstigen Wirkungen auf die Gesamtmorbidität und Lebenserwartung setzen voraus, daß keine anderweitigen Organschädigungen durch Alkohol auftreten. Insgesamt ist es äußerst schwierig, eine akzeptable Dosis des täglichen Alkoholkonsums zu definieren. Kontrollierte Fallstudien und Querschnittstudien weisen darauf hin, daß nur ein mäßiger Alkoholverbrauch (circa 40 ml pro Tag oder weniger) diesen nützlichen Einfluß bezüglich des kardiovaskulären Risikos hat.

2.5.14. Rauschgift Kokain: ein klassischer Risikofaktor

Kokain ist nach Auffassung amerikanischer Internisten ein klassischer unabhängiger Risikofaktor für die Entstehung von Herz-Kreislauferkrankungen. Dr. *Lois L. Cregler* von der New Yorker Mount Sinai School of Medicine berichtete, daß sich in den 80er Jahren, als Kokain in den USA immer stärker konsumiert wurde, die Fälle von Herz-Kreislauferkrankungen wesentlich häufiger auftraten. Bis zu zehn Prozent aller in einer Notfall-Ambulanz behandelter Patienten, wiesen Herz-Kreislaufbeschwerden auf, die in engem zeitlichen Zusammenhang mit einer Kokain-Einnahme standen.

Die klinischen Symptome nach Kokain waren unterschiedlich: Am häufigsten wurde beobachtet:

◆ Angina pectoris und Herzinfarkt
◆ Störungen des Herzrhythmus
◆ Myocarditis
◆ Thrombosen
◆ Schlaganfälle
◆ arterielle Verschlußkrankheit

Pathogenese

Wie es zu diesen Komplikationen kommt ist noch nicht bekannt. Die amerikanischen Autoren appellierten an ihre Kollegen, gerade bei jüngeren Patienten mit unklaren Symptomen einer Herz-Kreislauferkrankung an Kokainkonsum zu denken. Dies ist sicherlich nicht nur ein amerikanisches Problem: Bekanntlich ist Kokain in Deutschland eine gängige Droge geworden.

3. Periphere arterielle Verschlusskrankheit

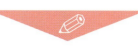

Koronare Herzkrankheit, periphere arterielle Verschlußkrankheit (pAVK) und zerebrale Durchblutungsstörungen treten gehäuft gemeinsam auf. Eine eigene Koinzidenzuntersuchung zeigt, daß jeder zweite Patient mit pAVK im Stadium der **Claudicatio intermittens** eine koronare Herzkrankheit aufweist. In den fortgeschrittenen Stadien III und IV der Verschlußkrankheit liegt, koronarangiographisch gesichert, zu 90 Prozent eine koronare Herzkrankheit vor. Im Rahmen einer amerikanischen Untersuchung mußte wiederum bei 30 Prozent dieser Patienten eine aortokoronare Bypassoperation beziehungsweise eine perkutane transluminale Koronarangioplastie durchgeführt werden.

20 Prozent der symptomatischen Patienten mit koronarer Herzkrankheit haben eine asymptomatische periphere arterielle Verschlußkrankheit, die mit nichtinvasiven angiologischen Untersuchungsmethoden zu erfassen ist.

Arteriosklerotische Läsionen der Karotiden weisen circa 70 Prozent der Patienten auf. Bei Patienten mit einer primären koronaren Herzkrankheit finden sich diese Veränderungen an den Karotiden nur zu 45 Prozent.

Alter 35-44 Jahre	2 %
Alter 55-64 Jahre	11 %

Tabelle 4: Häufigkeit der peripheren Verschlußkrankheit in Abhängigkeit vom Alter (Basler Studie nach Widmer)

Die **Morbidität** an peripheren arteriellen Durchblutungsstörungen hat wie jene an Herzinfarkten in den letzten Jahren stetig zugenommen. Ursachen dafür mögen sein, daß die durchschnittliche Lebenserwartung der Gesamtbevölkerung angestiegen ist. Zum anderen werden immer jüngere Patienten von Gefäßerkrankungen betroffen. Die pAVK ist in der Bevölkerung etwa ebenso häufig wie die koronare Herzkrankheit.

Die groß angelegte epidemiologische Basler Studie an 2630 scheinbar gesunden Arbeitern der chemischen Industrie erbrachte bezüglich der arteriellen Verschlußkrankheit folgende Befunde:

- Etwa 2,2 Prozent aller Männer und 1,8 Prozent aller Frauen sind betroffen.
- Im Alter zwischen 55 und 64 Jahren beträgt die Prävalenz der Erkrankung 11 Prozent.
- Männer sind etwa fünfmal häufiger betroffen als Frauen.
- Nur ein Drittel aller Stenosen und Verschlüsse der Beinarterien verursachen klinische Symptome, zum Beispiel eine Claudicatio intermittens.

Pathophysiologie

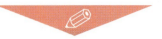

Jeder fünfte pAVK-Patient verstirbt innerhalb von fünf Jahren nach Diagnose-Stellung. Die **allgemeine Lebenserwartung** ist bei Patienten mit arterieller Verschlußkrankheit der Beine um 10 Jahre vermindert. Aus den Ergebnissen der Framingham-Studie ist bekannt, daß Patienten mit Claudicatio intermittens ein zweifach höheres Mortalitätsrisiko als Vergleichspersonen haben, und daß 75 Prozent davon an kardiovaskulären Erkrankungen versterben.

Morbidität hat zugenommen

Die obliterierende arterielle Verschlußkrankheit hat in der Regel einen chronischen Verlauf. Die **Amputationsrate** innerhalb von 5 Jahren nach Manifestation einer Claudicatio intermittens, dem häufigsten Symptom der arteriellen Verschlußkrankheit, liegt bei Nicht-Diabetikern bei 7 Prozent, bei Diabetikern allerdings bei 30 Prozent. In Deutschland werden circa 35 000 bis 40 000 Amputationen jährlich wegen arterieller Durchblutungsstörungen und diabetischer Gangrän durchgeführt. Ein Diabetiker, der sich einer großen Gliedmaßenamputation unterziehen muß, hat ein Risiko von 50 Prozent innerhalb der nächsten 5 Jahre das andere Bein zu verlieren.

Die Letalität einer Amputation beträgt in der perioperativen Phase bei Patienten über 60 Jahren 30 Prozent, nach 3 Jahren leben nur noch weniger als 50 Prozent der oberschenkelamputierten Patienten über dem 60. Lebensjahr.

3.1. PATHOPHYSIOLOGISCHE GRUNDLAGEN

Der periphere Kreislauf hat die Aufgabe der Gewebever- und -entsorgung der unteren Extremitäten und somit Versorgung der Haut und Muskulatur.

Grundvoraussetzung ist eine ausreichende kardiale Pumpfunktion. Die Versorgung der Gewebe erfolgt durch die **Makrozirkulation** und die **Mikrozirkulation**.

3.1.1. Makrozirkulation

Aufgaben der Makrozirkulation sind die Gewebeversorgung durch die großen Leit- und Transportarterien sowie die Gewebeentsorgung durch einen ungestörten venösen Rückfluß durch offene Leitvenen und funktionstüchtige Venenklappen.

Pathophysiologie

Grundvoraussetzung für eine normal funktionierende Makrozirkulation ist, daß das Blutvolumen, das pro Zeiteinheit aus dem Herzen in die Körperperipherie über die Aorta ausgeworfen wird, im gleichen Zeitraum wieder zum Herzen über die Venen zurückfließen muß. Abbildung 7 zeigt eine schematische Darstellung des großen Kreislaufs mit einer Skizzierung der parallelen Anordnung der verschiedenen Organteilkreisläufe.

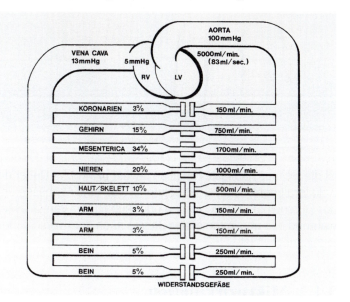

Abb. 7: Schema des großen Kreislaufes

Akuter Arterienverschluß: Tritt ein akuter Verschluß der Becken- oder Oberschenkelstrombahn auf, so kommt es postokklusiv zu einem kritischen Druckabfall, und eine adäquate Gewebsversorgung mit Substraten und Sauerstoff ist nicht mehr möglich. Pathophysiologisch kommt hinzu, daß bei abfallendem Druck das Blut durch eine „Geldrollenbildung" der Erythrozyten **(sludge-Phänomen)** seine gute Fließfähigkeit verliert und die Blutströmung stagniert. Eine plötzliche Ischämie kann auftreten bei einer akuten arteriellen Embolie oder bei einer sich schnell entwickelnden lokalen Thrombose. Während beispielsweise zerebrale Embolien bereits nach Minuten zu schweren irreversiblen Schäden des Gehirnes führen, kann das Haut- und Muskelgewebe längere Ischämieperioden ohne Gewebsuntergänge oft stundenlang überleben.

Chronischer Arterienverschluß: Im Gegensatz zum akuten Verschluß bildet sich bei einer langsamen progressiven Lumenverlegung bereits frühzeitig ein **Kollateralkreislauf**. Dies

Pathophysiologie

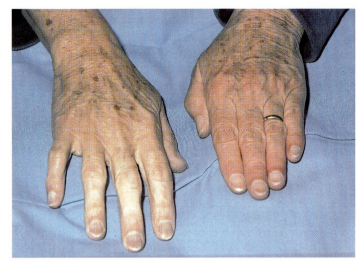

Abb. 8: Akuter Verschluß einer Unterarmarterie

ist die weitaus häufigste Situation bei der pAVK. Zur Dauer der Kollateralenentwicklung ist bekannt, daß eine Verbesserung der Durchblutung nach akuten oder subakuten Verschlüssen während des gesamten ersten Jahres nach dem Verschlußereignis möglich ist.

3.1.2. Mikrozirkulation

In den letzten Jahren hat die Bedeutung der Mikrozirkulation, das heißt der Perfusion der kleinen Gefäße der Endstrombahn, zunehmend wissenschaftliches Interesse gefunden. Die stenosierende Atherosklerose der großen zuführenden Gefäße ist zwar das leicht faßbare morphologische Korrelat der periphen Minderperfusion. Distal einer Stenose treten jedoch Veränderungen ein, die über das eigentlich zu erwartende Maß zu einer Kompromittierung der Durchblutung der abhängigen Gebiete führen.

Die Abnahme des poststenotischen Perfusiondruckes führt zu einer Änderung der Fließbedingungen und Fließeigenschaften des Blutes. Unter den Fließbedingungen werden in erster Linie die geometrischen Eigenschaften des Gefäßbettes verstanden, wie die Gefäßdurchmesser der Arteriolen und Kapillaren sowie die kontinuierliche Tonus-Variation der präkapillären Widerstandsgefäße (Vasomotion). Fließeigenschaften charakterisieren die rheologischen Eigenschaften des Blutes und seiner Bestandteile, so zum Beispiel die Verformbarkeit der Erythrozyten.

Pathophysiologie

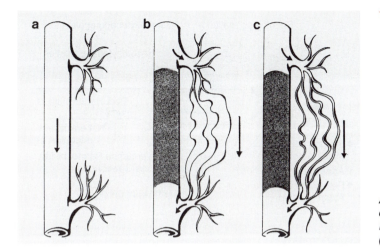

Abb. 9: Entwicklungsphasen eines arterio-arteriellen Kollateralkreislaufes (nach Schoop)

Folgende Mechanismen tragen zur **Störung der Mikrozirkulation** bei:

♦ Dilatation eines Teils der arteriolären Gefäße, die sich hämodynamisch wie starre Röhren verhalten
♦ Kompression präkapillärer Arteriolen durch erniedrigten intraluminalen Druck bei erhöhten Gewebedruck
♦ gestörte periodische Kontraktion der präkapillären Widerstandsgefäße
♦ Spasmus der Arteriolen unter dem Einfluß der freigesetzten Mediatoren
♦ Verschluß von Kapillaren durch ein interstitielles Ödem, Schwellung der Endothelzellen, Thrombozytenaggregation, Erythrozytenaggregation, Leukozytenadhäsion.
♦ interstitielles Ödem durch Leukozytenadhäsion und Endothelschädigung im venulären Bereich
♦ Freisetzung von Mediatorsubstanzen: PAF, Thromboxan A2, Interleukine, ADP, EDCF (Endothelium derived constricting factor), 5 HT, = Serotonin.

> Die Freisetzung dieser **Mediatorsubstanzen** verstärkt ihrerseits den pathologischen Zustand, in dem sie über eine positive Rückkopplung zur Verstärkung der beschriebenen Phänomene beiträgt.

Insgesamt ist die gestörte Mikrozirkulation durch eine Umverteilung der Perfusion weg von den nutritiven Kapillaren hin zu einer präferentiellen Durchströmung nicht nutritiver Gefäße mit dem niedrigsten Strömungswiderstand gekennzeichnet. Verstärkt wird dies durch eine reduzierte oder **aufgehobene Vasomotion**, die unter physiologischen Bedingungen für eine räumlich homogene Perfusion sorgt. Bei Patienten mit pAVK oder Mikroangiopathie fehlt diese Vasomotion. Dies resultiert in einer **Minderversorgung des Gewebes** mit Substraten.

Pathophysiologie

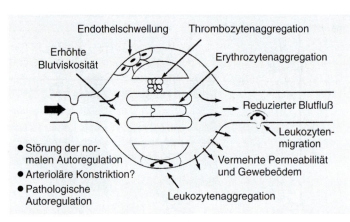

Abb. 10: normale und pathologische Mikrozirkulation (Circulation Suppl IV Vol 84 1991)

Faktoren, die die Fließfähigkeit des Blutes beeinflussen
Erythrozytenaggregation
Erythrozytenverformbarkeit
Hämatokritwert
Plasmaviskosität
Thrombozytenaggregation
Leukozytenverformbarkeit

Tabelle 5

Die **Hämorheologie** ist die Lehre von der Verformbarkeit beziehungsweise Fließbarkeit des Blutes. Blut ist keine echte Flüssigkeit, sondern eine Suspension, das heißt Erythrozyten, Leukozyten und Thrombozyten sind im Plasma suspendiert. Der Strömungswiderstand wird durch die innere Reibung und eine Anzahl weiterer Faktoren bestimmt. Dazu gehören die Erythrozytenzahl, Reibung der Erythrozyten und Erythrozytenaggregatbildung. Die Faktoren, die bei langsamer Blutströmung die Fließfähigkeit des Blutes beeinflussen, sind in Tabelle 5 dargestellt.

Erythrozytenaggregation bedeutet die Aneinanderlagerung von Erythrozyten über sogenannte Brückenmoleküle (zum Beispiel Fibrinogen, alpha-2-Makroglobulin und Immunglobulin M). Die Haftkräfte können durch hohe Strömungskräfte überwunden werden, so daß es zu einer Desaggregation der Zellen kommt.

Erythrozytenverformbarkeit: Erythrozyten sind in der Lage, sich zu verformen. Nur so können die roten Blutkörperchen (größter Durchmesser circa 7 μm) Kapillaren (Durchmesser bis zu 7 μm) passieren. Beim Vorliegen einer peripheren arteriellen Verschlußkrankheit ist die Erythrozytenverformbarkeit eingeschränkt.

Der **Hämatokrit**, die Anzahl zellulärer Bestandteile pro Blutvolumeneinheit, ist die entscheidende Komponente des Viskositätsanteils des Strömungswiderstandes. Neben der Schubspannung spielt somit der Hämatokritwert eine entscheidende Rolle für die Blutviskosität. Mit zunehmendem Hämatokritwert ist die Viskosität des Blutes deutlich gesteigert.

Pathophysiologie

Plasmaviskosität: Im Gegensatz zu Vollblut kann Plasma als echte Flüssigkeit (NewtonFlüssigkeit) wie Wasser angesehen werden. Die Plasmaviskosität ist im wesentlichen von der Konzentration großmolekularer Proteine (Fibrinogen, Makroglobuline und Paraproteine) abhängig.

Bei der Diskussion der Viskosität spielt auch der Begriff der Schubspannung eine wichtige Rolle. Es handelt sich dabei um tangential an Gefäßen angreifende Kräfte. Je größer die Schubspannung ist, desto kleiner ist die sogenannte Blutviskosität.

Leukozytenverformbarkeit: Die Bedeutung der Anzahl der Leukozyten und deren Verformbarkeit wurde lange Zeit unterschätzt. In low flow-Gebieten kann eine Aktivierung der neutrophilen Granulozyten eintreten, die zu einer Adhäsion und Freisetzung von zum Beispiel Superoxydanionen oder Interleukinen führt. Dies kann eine direkte Schädigung des Endothels nach sich ziehen mit den oben beschriebenen Auswirkungen.

Vasospasmus: Periphere arterielle Durchblutungsstörungen können nicht nur durch arteriosklerotische Gefäßeinlagerungen und durch Entzündungen verursacht werden, sondern sie kommen auch als Folge spastischer Kontraktionen peripherer Arterien vor. Während spastische Stenosen elastischer Arterien bisher nicht beschrieben sind, können sich Extremitätenarterien vasospastisch kontrahieren.

Ursachen für Spasmus der Arterien:

- *Traumen, zum Beispiel Frakturen*
- *Kathetermanipulation*
- *Medikamente (Digitalis, Betablocker, Mutterkornalkaloide u.a.)*
- *Injektion von Röntgenkontrastmittel*

Neben Extremitätenarterien können sich auch viszerale, koronare und intrakranielle Arterien spastisch kontrahieren. Spasmen peripherer Arterien sind insgesamt relativ selten. In der Regel werden entstehende Spasmen durch eine lokale metabolische Autoregulation und durch Freisetzung von vasodilatierenden Metaboliten wieder aufgehoben. Spasmen im Bereich der Finger- und Zehenarterien sind dagegen häufiger. Beim Gesunden kommt es allerdings auch bei stärkerer Kälteeinwirkung nicht zu Durchblutungsstörungen.

3.2. Klinik der pAVK

In Mitteleuropa sind mehr als 90 Prozent der arteriellen Gefäßverschlüsse durch eine degenerative Arteriosklerose (Arteriosclerosis obliterans) bedingt. In Südostasien und in Japan sind entzündliche Gefäßerkrankungen (zum Beispiel Thrombangiitis obliterans) wesentlich häufiger als in Mitteleuropa.

In 90 Prozent aller Fälle kommt es zu Stenosierungen und Verschlüssen der Arterien im Bereich der unteren Extremitäten. Nur bei circa 10 Prozent sind die oberen Extremitäten befallen. Dies hängt wahrscheinlich mit hämodynamischen Gesichtspunkten, insbesondere mit dem hydrostatischen Druck und auftretenden Turbulenzen in der Strömung zusammen.

3.2.1. Lokalisation peripherer arterieller Verschlüsse

Es werden drei Lokalisationsformen der pAVK unterschieden:

A. Beckentyp: Er liegt in einem Drittel aller Fälle vor. Darin eingeschlossen ist der distale Aortenverschluß unterhalb des Abgangs der Nierenarterien (Leriche-Syndrom).[1]

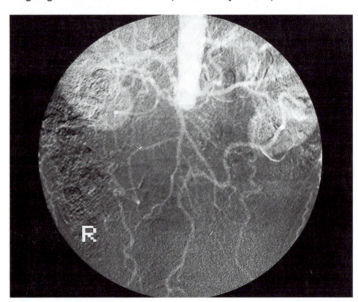

Abb. 11: DSA-Angiographie eines distalen Bauchaortenverschlusses.

[1] RENÉ LERICHE, 1879–1955, französischer Chirurg

B. Oberschenkeltyp: Bei etwa der Hälfte der Fälle ist dieser Typ gegeben. In den meisten Fällen ist die Arteria femoralis superficialis betroffen.

Klinik

C. Peripherer Typ: Er kann in Unterschenkeltyp und peripherakralen Typ differenziert werden.

Isolierte Verschlüsse der Aorta oberhalb der Bifurkation sind selten. Ein kompletter Verschluß der distalen Bauchaorta unterhalb des Abgangs der Nierenarterien wird als **Leriche-Syndrom** bezeichnet.

A. Beckenverschlußtyp: Verschlüsse der Iliakalarterien sind wesentlich häufiger als distale Bauchaortenverschlüsse. Beide Verschlußtypen finden sich bevorzugt bei starken Zigarettenrauchern und -raucherinnen. In Abbildung 12 ist das typische Bild eines Verschlusses der Beckenarterien dargestellt.

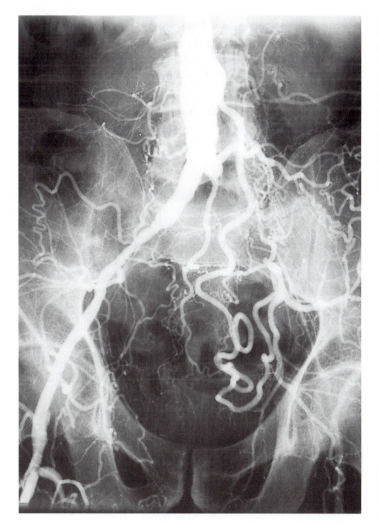

Abb. 12: Angiographie eines Beckenarterienverschlusses, links mit ausgeprägter Kollateralenbildung

> Außer den typischen **Claudicatio-intermittens-Beschwerden** können bei einer Obliteration der Beckenachse auch abdominelle Schmerzen beim Gehen auftreten (mesenteriales **Steal-Syndrom** oder aorto-iliakales Steal-Syndrom).

Klinik

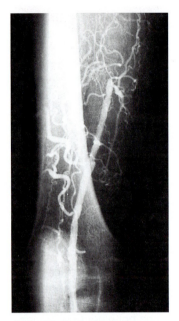

Abb. 13: Verschluß der A. femoralis superficialis

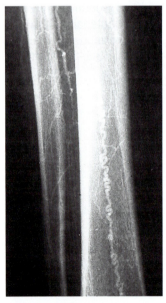

Abb. 14: Angiographie: Unterschenkelarterienverschlüsse bei einem 26jährigen Patienten mit Buerger-Syndrom. Typisch sind die korkenzieherartigen Kollateralgefäße

Häufig kommt es zu Schmerzen im Bereich der Beckenmuskulatur, die meist in die Oberschenkelmuskulatur ausstrahlen. Bei Männern bewirkt dieser Verschlußtyp oft eine erektile **Impotenz**, vor allem wenn auch die Aa iliacae internae verschlossen beziehungsweise stenosiert sind.

B. Oberschenkelverschlußtyp: Unter den Verschlüssen des femoropoplitealen Gebietes spielen Verschlüsse der Arteria femoralis superficialis die wichtigste Rolle. Die A. femoralis superficialis ist meist am Austritt des distalen Adduktorenkanals verschlossen (Abbildung 13) und thrombosiert dann von distal nach proximal. Ursache ist eine immer wieder auftretende Mikrotraumatisierung im Bereich des Adduktorenschlitzes durch den muskulotendinösen Apparat. Es kommt zu subintimalen Blutungen und in der Folge zur Bildung von atheromatösen Plaques in diesem Bereich, die dann zu einem thrombotischen Gefäßverschluß führen. Typischerweise verursachen Verschlüsse der A. femoralis superficialis die häufige **Wadenclaudicatio**.

Die Verschlüsse der A. poplitea sind wesentlich seltener als die der A. femoralis superficialis. Differentialdiagnostisch muß hier immer gedacht werden an

- *Aneurysma der A. poplitea*
- *zystische Adventitia-Degeneration*
- *Baker-Zysten in der Kniekehle*

C. Unterschenkelverschlußtyp: Am häufigsten erkrankt die A. tibialis anterior. Ist nur eine Unterschenkelarterie betroffen, wird die Versorgung des Fußes über die beiden anderen Arterien weitgehend gewährleistet. Eine kritische Situation tritt erst dann ein, wenn zwei oder gar drei Äste betroffen sind. Insbesondere Patienten mit **Diabetes mellitus** neigen zu Verschlüssen im Bereich der Unterschenkelarterien. Bei jungen Patienten muß an das Vorliegen einer **Thrombangiitis obliterans** gedacht werden, bei welcher der Befall der kleinen Arterien überwiegt.

Häufig liegen **kombinierte Verschlußtypen** vor. Im Vordergrund stehen Becken-Oberschenkelverschlußtyp (50 Prozent) und der Oberschenkel-Unterschenkelverschlußtyp (circa 25 Prozent). Dagegen treten Becken- und Unterschenkelarterienverschlüsse nur sehr selten zusammen auf. Es lassen sich verschiedene Risikofaktoren den unterschiedlichen Verschlußtypen zuordnen. **Aorto-iliakaler Verschlußtyp:** Zigarettenrauchen; **Oberschenkelverschlußtyp:** mehrere Risikofaktoren; **Unterschenkelverschlußtyp:** Diabetes mellitus, Typ IV - Hyperlipoproteinämie, Hypertonie, (Typischerweise haben Diabetiker auch häufig Stenosierungen und Verschlüsse der A. femoralis profunda).

3.2.2. Klinische Symptomatik

3.2.2.1. Stadieneinteilung

Nach Fontaine[1], werden **vier Schweregrade** der arteriellen Verschlußkrankheit klassifiziert (Tabelle 6).

Schweregrade der arteriellen Verschlußkrankheit	
Stadium I:	Schmerzfreiheit
Stadium II:	Latenzschmerz (= Claudicatio intermittens)
Stadium II a:	schmerzfreie Gehstrecke über 200 m
Stadium II b:	schmerzfreie Gehstrecke unter 200 m
Stadium III:	(nächtlicher) Ruheschmerz ohne Gewebsdefekt
Stadium IV:	Nekrobiosen beziehungsweise Gangrän mit oder ohne Ruheschmerz

Tabelle 6

Stadium I (Beschwerdefreiheit bei Alltagsbelastungen)

Patienten werden erst symptomatisch, wenn die Stenosen hämodynamisch relevant werden, d.h. wenn das Lumen um mehr als 50 Prozent verlegt ist. Im Stadium I besteht zumeist **Beschwerdefreiheit**. Manchmal klagen die Patienten über ein **Kältegefühl** oder über **Kribbeln** in den Beinen. Nicht selten liegen völlige Gefäßverschlüsse vor, ohne daß der Patient überhaupt symptomatisch wird. Viele Patienten bekommen auch deshalb keine Symptome, weil sie aufgrund anderer Erkrankungen (zum Beispiel schwere Herzinsuffizienz oder koronare Herzkrankheit) körperlich so immobilisiert sind, daß wegen der geringen Belastungsmöglichkeit keine Claudicatio intermittens auftreten kann.

[1] *RENÉ FONTAINE (1899–1979), Straßburger Chirurg*

Stadium II (Stadium der Claudicatio intermittens)

Typischer **Latenzschmerz**, der immer in derselben Muskelgruppe auftritt. Bergangehen und ein beschleunigtes Gehtempo verkürzen die Wegstrecke. Nach Stehenbleiben kommt es relativ schnell zu einem völligen Verschwinden des Schmerzes. Dabei ist die beschwerdefreie und maximale Gehstrecke erheblichen Tagesschwankungen unterworfen und immer abhängig vom Gehtempo, vom Bergangehen und von den Bodenverhältnissen. Die von den Patienten bei der Anamnese angegebenen Gehstrecken werden von ihm meist zu optimistisch eingeschätzt. Häufig wird ein Stadium IIa (Gehstrecke > 200 m) von einem Stadium IIb (Gehstrecke < 200 m) unterschieden. Die Bedeutung dieser Graduierung hat für die Praxis keine wesentliche Bedeutung. Die Therapie richtet sich in der täglichen Praxis mehr an individuellen Gegebenheiten. Wichtiger allerdings ist diese willkürliche Einteilung für die Bewertung von klinischen Studien bei Patienten mit AVK.

Stadium III

Im Gegensatz zum Stadium II ist jetzt die **Ruhedurchblutung nicht mehr normal**. Es kommt vor allen Dingen nachts (längere Horizontalposition) zu **Schmerzen** im Bereich des Vorfußes und der Akren sowie in der Ferse. Meist stehen die Patienten nachts auf. Durch die Erhöhung des hydrostatischen Druckes kann es kurzfristig zu einer Verbesserung der Symptomatik kommen. Die Patienten sitzen oft nächtelang im Sessel. Dabei auftretende Ödeme können den arteriellen Einstrom weiter verschlechtern. Zur Charakterisierung des Stadiums III gehört, daß sich die Schmerzintensität nach Anhebung der Beine verstärkt. Bei Dopplerdruckmessungen haben diese Patienten meist Drucke unter 50 mmHg in den Knöchelarterien. Oft liegen schon trophische Störungen vor, wie zum Beispiel **landkartenartige Pränekrosen** (Abbildung 15).

Stadium IV (Ischämische akrale Gewebedefekte)

Es treten **ischämische Gewebsläsionen** mit oberflächlichen **Defekten**, **Ulzerationen**, **Nekrosen** beziehungsweise einer **Gangrän** auf. Das Stadium IV ist somit das **Endstadium** der arteriellen Verschlußkrankheit. Oft kommt es zusätzlich zu unerträglichen **Ruheschmerzen** (Abbildung 16).

Klinik

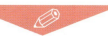

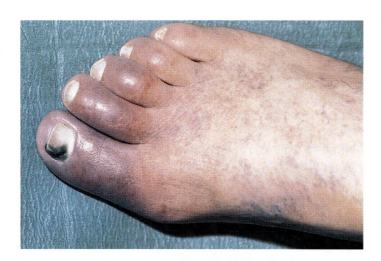

Abb. 15: Stadium III der AVK mit bereits landkartenartigen Pränekrosen

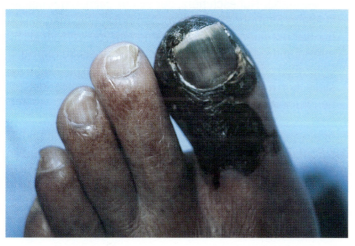

Abb. 16: Stadium IV der AVK

Vom Stadium IV ist ein sogenanntes **kompliziertes Stadium II** abzugrenzen. Durch ein Bagatelltrauma oder durch eine kleine lokale Infektion (zum Beispiel bei der Pediküre) kommt es zu Ulzerationen und Nekrosen. Wenn die Ruhedurchblutung bei diesen eigentlich Claudicatio-intermittens-Patienten aber normal ist, heilen die Defekte relativ schnell auch spontan wieder ab. In einigen Fällen wird allerdings aus einem komplizierten Stadium II ein echtes Stadium IV. Generell muß man in der Praxis bei allen unklaren Wunden und Verzögerungen der Wundheilung an eine arterielle Durchblutungsstörung denken.

> Auch ein nicht abheilendes Ulcus cruris venosum, das auf eine adäquate Kompressionsbehandlung nicht reagiert, kann auf eine zusätzliche periphere arterielle Verschlußkrankheit hinweisen.

3.2.2.2. Kritische Ischämie

Im angloamerikanischen Raum ist die Stadieneinteilung entsprechend der Fontaine Klassifikation nicht sehr gebräuchlich. Dort wird nur zwischen Claudicatio intermittens und kritischer Ischämie unterschieden. 1990 wurde erstmals der Versuch unternommen den Begriff der kritischen Ischämie näher zu definieren, um durch einen einheitlichen Sprachgebrauch auch eine Vergleichbarkeit und gewisse Standardisierung der Behandlungsmöglichkeiten zu erreichen. Bereits 1991 wurde in einer zweiten Consensus-Konferenz* eine umfassendere **Definition** festgelegt. Nach einer ersten einfachen Begriffsbestimmung beschreibt „Kritische Ischämie" einen Zustand der **chronischen Minderversorgung der Extremität**, die das Bein oder zumindest die Akren **amputationsgefährdet**.

Diese Definition wurde später durch zwei weitere Kriterien erweitert:
1. andauernder Ruheschmerz, der eine regelmäßige Analgetikagabe für mehr als zwei Wochen notwendig macht, verbunden mit einem Knöchelarteriendruck von weniger als 50 mmHg und/oder Zehendruck von weniger als 30 mmHg.
2. Ulceration oder Gangrän von Fuß oder Zehen mit einem systolischen Knöcheldruck von weniger als 50 mmHg oder Zehendruck von weniger als 30 mmHg.

In etwa entspricht diese Einteilung dem Stadium III und IV der *Fontaine*klassifikation, sie wird in der Regel bei Studien zur besseren Vergleichbarkeit des Patientengutes gewählt. Die Therapieempfehlungen der Consensuskonferenz* sind in der vorliegenden Arbeit berücksichtigt.

3.2.2.3. Thrombangiitis obliterans / M. Buerger

Vor über 100 Jahren (1879) publizierte *Alexander von Winiwarter* den Fall eines 57jährigen Mannes mit „eigentümlicher Form von Endarteriitis und Endophlebitis mit Gangrän des Fußes". Der Wiener Chirurg *Leo Buerger* (1879-1943, Chirurg/Urologe) prägte für diese Erkrankung den Begriff der Thrombangiitis obliterans. Die Pathogenese ist unklar.

Die Thrombangiitis obliterans (TAO) ist eine segmentäre, multilokuläre, schubweise verlaufende chronische **Gefäßentzündung**, die typischerweise im Initialstadium die kleinen und mittelgroßen Arterien und Venen der Extremitäten befällt und sekundär zur Thrombosierung des Lumens führt. Der Anteil von TAO-Patienten am gesamten Krankengut der peripheren arteriellen Verschlußkrankheit beträgt in Westeuropa etwa 2 Prozent, in Osteuropa 4 Prozent, in Israel 6 Prozent und in Japan 16 Pro-

* Circulation Suppl. IV Vol 84, 1991

zent. Männer erkranken häufiger als Frauen, das Geschlechtsverhältnis wird in der Literatur mit etwa 5:1 angegeben.

Die Ätiologie der Thrombangiitis obliterans ist unbekannt. Autoimmune, immungenetische, infektiöse oder hämostaseologische und hämorheologische Abnormitäten beziehungsweise eine Kombination dieser Faktoren werden als auslösende Ursache diskutiert. Da die betroffenen Patienten fast ausnahmslos Raucher sind, häufig sogar eine suchtähnliche Nikotinabhängigkeit vorliegt und sich die Prognose durch eine strikte Nikotinkarenz in jedem Fall bessert, wird einer **nikotininduzierten** allergisch-hyperergischen Gefäßreaktion ein besonderes ätiologisches Gewicht beigemessen. Der Nachweis der Histokompatibilitätsantigene A9 und B5 bei TAO-Patienten führt zur Annahme einer genetischen Disposition der Nikotinunverträglichkeit.

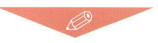

Männer und Frauen erkranken im Verhältnis 5:1

Histologisch findet sich eine **chronische Panangiitis**. Das Frühstadium der Erkrankung ist charakterisiert durch ein Intima-Ödem mit fibrinoiden Nekrosen, Proliferation der Fibroblasten und eine diffuse Infiltration der Gefäßwand mit Lymphozyten, Plasmazellen und mehrkernigen Leukozyten. Meist verschließen frühzeitig organisierte, zellreiche Thromben mit Riesenzellen das Gefäßlumen (Abbildung 17). Im Unterschied zu arteriosklerotischen Läsionen liegen keine Cholesterinablagerungen und Kalzifikationen vor.

Eine exakte Differenzierung der Thrombangiitis obliterans von der arteriosklerotisch bedingten Verschlußkrankheit ist nicht selten schwierig. Die Diagnose gilt als gesichert, wenn folgende drei Hauptkriterien erfüllt sind:

- Alter bei Erkrankungsbeginn vor der 5. Lebensdekade
- Infrapopliteal lokalisierte (segmentale) Arterienverschlüsse
- Thrombophlebitis saltans oder migrans

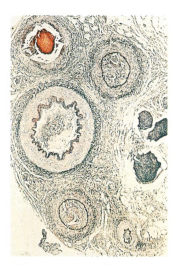

Abb. 17: Histologie der kleinen Gefäße beim Morbus Buerger

Sind zwei dieser Symptome vorhanden, gilt die Diagnose als wahrscheinlich, liegt nur eines vor, so schließt dies eine Thrombangiitis nicht aus.

Gestützt wird die Diagnose durch folgende sogenannte **Nebenkriterien:**

- Nikotinabusus
- Ausschluß gravierender atherogener Risikofaktoren bei Krankheitsbeginn (außer Rauchen)
- schubweiser Verlauf
- typische angiographische Zeichen
- histologischer Befund (Hautbiopsie bei Phlebitis)
- Ausschluß von Erkrankungen des rheumatischen Formenkreises

Klinik

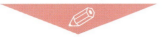

Da die Definitionen des Buerger Syndromes jedoch nach den einzelnen Autoren nicht ganz einheitlich sind, wurde von *Diehm* und *Schäfer* eine Score System eingeführt, das wesentlich mehr Symptome und Befunde des Krankheitsbildes enthält und eine sicherere Diagnosestellung ermöglicht.

Manifestationsalter vor dem 40. Lebensjahr

Das Manifestationsalter der Thrombangiitis obliterans liegt in den meisten Fällen vor dem 40. Lebensjahr. Typischerweise klagen die Patienten über **Kältegefühl, Parästhesien, schmerzhafte periphere Durchblutungsstörungen** der Füße und/oder Hände, zumeist im Bereich der Zehen, Finger und Fußsohlen. Häufig stellen sich die Betroffenen bereits mit akralen nekrotischen Läsionen vor (Abbildung 18). Die *Fontaine*-Klassifikation ist für die klinische Beurteilung der Thrombangiitis obliterans nicht geeignet, da der Krankheitsverlauf sporadisch und im Gegensatz zur arteriosklerotisch bedingten Verschlußkrankheit selten stadienhaft verläuft. Den akuten entzündlichen Schüben können jahrelange beschwerdearme Perioden einer **Remission** folgen. In Japan wurde eine Claudicatio intermittens nur bei 11 Prozent der Patienten beobachtet. In hartnäckigen Fällen führt die **ausgeprägte Schmerzsymptomatik** zu einem persönlichkeitsbedingten **Schmerzmittelabusus**. Psychische Veränderungen mit **autoaggressiven Tendenzen** werden angetroffen.

Die periphere Lokalisation der Extremitätenarterienverschlüsse läßt sich durch die genaue Palpation der Extremitätenpulse diagnostizieren. Eine angiographische Gefäßdarstellung sollte zur Diagnosesicherung immer angestrebt werden und ist vor chirurgisch-palliativen Eingriffen unerläßlich.

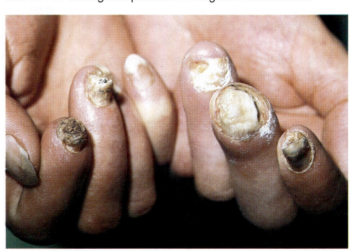

Abb. 18: Akrale Läsionen bei Morbus Buerger der Hand

Angiographische Merkmale der Thrombangiitis obliterans (nach Hagen)
1. segmentaler diskontinuierlicher Befall der Arterien
2. glattwandige Konturen der nicht erkrankten Gefäße, Fehlen arteriosklerotischer Veränderungen
3. cut off Charakter proximaler Gefäßverschlüsse
4. zugespitzte Verschlüsse der distalen Arterien

Tabelle 7

Tabelle 7 zeigt typische radiologische Zeichen der Thrombangiitis obliterans. Die peripheren Arterienverschlüsse beschränken sich in etwa 60 Prozent auf Unterschenkel- und Fußarterien. Ein simultaner Befall der oberen und unteren Extremitäten wird in 10-50 Prozent der Fälle beobachtet. Raritäten sind Verschlüsse der proximalen Extremitätenarterien, zum Beispiel im Iliakalbereich, oder eine zerebrale und kardiale Manifestation.

Die **Phlebitis saltans sive migrans** ist eine rezidivierende segmentäre Entzündung nicht varikös veränderter oberflächlicher Venen der unteren, selten auch der oberen Extremitäten. „Saltans sive migrans" bedeutet „springend oder kriechend" und kennzeichnet die klinische Verlaufsform der Phlebitiden, die bei etwa 50 Prozent der Patienten mit TAO angetroffen werden.

Eigentümliche Kollateralgefäße:

- *Martorellsches Zeichen, direkte Kollateralen*
- *charakteristische Kollateralgefäße (baumwurzel-, spinnenfuß-, weinrankenartig)*
- *Kräuselung der Gefäße („rippling")*
- *Phänomen der stehenden Welle*
- *Vasospasmus*
- *„slow flow"*
- *frühe venöse Auffüllung (arteriovenöse Shunts)*

Die routinemäßig durchgeführten **Laboruntersuchungen** ergeben im Normalfall keine pathologischen Befunde, aus denen auf das Vorliegen oder die Floridität der Erkrankung geschlossen werden könnte. Wenn keine superinfizierten nekrotischen Läsionen vorliegen, finden sich keine humoralen Entzündungszeichen im Serum (BKS, Komplementverbrauch, Gammaglobuline, C-reaktives Protein). Diese Konstellation ist in Kombination mit dem negativen Nachweis von Rheumafaktoren, anti-DNA-Antikörpern, nukleären oder anderweitigen Autoantikörpern zur differentialdiagnostischen Abgrenzung von Erkrankungen des rheumatischen Formenkreises von Bedeutung.

Über die pathogenetische Rolle von Antikörpern gegen andere Gefäßwandbestandteile liegen kaum gesicherte Erkenntnisse vor. Experimentelle Untersuchungen zeigten, daß nicht nur eine gesteigerte humorale Immunantwort, sondern auch eine erhöhte zelluläre Immunreaktion auf menschliches Kollagen vom Typ I/III mit dem Serum von TAO-Patienten auslösbar ist. Ob es sich hierbei tatsächlich um pathogenetisch bedeutsame immunvermittelte Prozesse oder um immunologische Epiphänomene einer Vaskulitis handelt, ist ungeklärt.

3.3. Diagnostische Methoden

Die richtige Diagnose der pAVK ist ohne Anwendung eines aufwendigen apparativen Rüstzeugs möglich. Es geht in der angiologisch ausgerichteten Allgemeinpraxis um das einfache bloße Erkennen einer peripheren Durchblutungsstörung. So können Kosten und den Patienten belastende Fehlbehandlungen verhindert werden, und nur so kann der Patient einer weiteren gezielten Diagnostik und Therapie zugeführt werden.

Folgende diagnostische Schritte kommen zum Einsatz:

- *Anamnese und Risikofaktoren*
- *Inspektion, Palpation, Auskultation*
- *Lagerungsprobe nach Ratschow*
- *Oszillographie vor und nach Belastung*
- *Ultraschalldopplerdruckmessung vor und nach Belastung*
- *B-Bild und Duplex-Verfahren*
- *kontrollierte schmerzfreie und maximale Gehstrecke (am besten Laufbandergometer)*
- *Becken-Bein-Angiographie*

3.3.1. Anamnese

Wichtig für die Risikobewertung ist die Erhebung der familiären Vorgeschichte. Gibt es Hinweise für apoplektische Insulte, Herzinfarkt oder Altersbrand in der Familie?

In der **Eigenanamnese** müssen die Risikofaktoren erfaßt werden. Dabei kann man sicher sein, daß der Zigarettenraucher oft bewußt nicht zutreffende Angaben macht.

Diagnostik

Die **Medikamentenanamnese** ist von größter Bedeutung. Gibt es Hinweise für einen Ergotismus? Liegt als Grunderkrankung eine Migräne vor, und der Patient betreibt möglicherweise einen Abusus mit Ergotamin-haltigen Präparaten? Werden zusätzlich Betarezeptorenblocker eingenommen? Beide Medikamentengruppen können potenzierend die periphere Durchblutung verschlechtern. Bei den angegebenen Krankheitssymptomen, über die der Patient klagt, steht der Schmerz im Vordergrund.

Arterienverschluß	Schmerzlokalisation
Aorta abdominalis	Lumbagosymptomatik
A. iliaca communis	Gesäß und Oberschenkel
A. femoralis / A. poplitea	Wade
A. tibialis anterior	Zehen, Vorfuß
A. tibialis posterior	Ferse

Tabelle 8: Lokalisation des Verschlusses

Die Lokalisation des Belastungsschmerzes richtet sich nach der Lokalisation des Verschlusses (Tabelle 8).

Anamnestische Kriterien für Ruheschmerzen (Stadium III n. *Fontaine*)

- *Schmerzen vorwiegend in der Nacht*
- *Besserung nach Lagewechsel (zum Beispiel Aufstehen)*
- *Schmerzlokalisation im Vorfuß (und akral)*
- *Schmerzverstärkung nach Anheben der Beine.*

3.3.2. Inspektion, Palpation, Auskultation

Die **Inspektion** und die Prüfung der Hauttemperatur ergeben wertvolle diagnostische Hinweise. Die Hauttemperatur sollte vergleichend mit beiden Händen (am besten Handrücken) ertastet werden.

Liegt eine **Hautverfärbung** vor? Eine Zyanose kann sehr vieldeutig sein. Bei einer fortgeschrittenen arteriellen Verschlußkrankheit ist die Haut meist blaß und kühl. Manchmal

Charakteristika der Schmerzsymptomatik bei Claudicatio intermittens

– Strenge Belastungsabhängigkeit und Reproduzierbarkeit der Schmerzen beim Gehen.

– Schmerzen bereits beim ersten Schritt sprechen gegen Claudicatio intermittens vasculosa.

– Beim Bergangehen oder beim schnelleren Gehen früher auftretender und intensiverer Schmerz, beim Stehenbleiben relativ schnelles Abklingen des Claudicatio-Schmerzes

Diagnostik

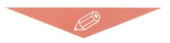

Faktoren, die die Pulstastung erschweren, sind Adipositas, lokale Ödeme, niedriger Blutdruck und Gefäßanomalie

ist die Haut landkartenartig marmoriert. Verfärbungen treten oft erst ausgeprägt nach Herabhängen der Beine auf.

Eine Durchblutungsstörung führt oft auch zu einer **Hauttrockenheit.** Nicht selten liegt eine **Alopecia cruris** vor . Die sogenannte „Unterschenkelglatze" ist ein wichtiges Symptom, vor allen Dingen, wenn sie einseitig auftritt. Im fortgeschrittenen Stadium finden sich Atrophien der Muskulatur. Wichtig ist die Beurteilung von interdigitalen Mykosen und Nekrosen beziehungsweise Gangrän (insbesondere bei Diabetikern).

Klinische Untersuchung und Funktionsprüfung

Pulstastbefund

Die **Palpation** der Arterienpulse ist der wichtigste Schritt in der Diagnose der arteriellen Verschlußkrankheit. Die arteriellen Pulse der unteren Extremität sind an den in Abbildung 19 markierten Punkten tastbar. Die Pulstastung sollte stets symmetrisch erfolgen (Ausnahme: A. carotis !). Dies ist inbesondere wichtig bei der Palpation der A. dorsalis pedis und der A. tibialis posterior.

Die Erfahrung zeigt, daß die taktilen Fähigkeiten bei den Untersuchern sehr unterschiedlich sind. Oft ist zur Erhebung eines guten Pulsstatus eine jahrelange Erfahrung erforderlich.

Zur Früherfassung von lumeneinengenden Prozessen ist die **Gefäßauskultation** ein besonders wertvolles Untersuchungsverfahren. Hilfreich ist eine Auskultation der Gefäße vor und nach Belastung (zum Beispiel Zehenstandsübungen oder Kniebeugen). Durch die anschließende Steigerung der Strömungsgeschwindigkeit nehmen Gefäßgeräusche infolge der Strömungsturbulenzen stark zu.

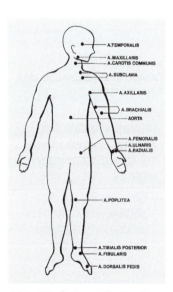

Abb. 19: Schematische Darstellung der Lokalisation der Pulstastung

Eine seitenvergleichende **Messung des Blutdrucks** an beiden Armen ist unabdingbar. Mit der konventionellen Blutdruckmessung nach Riva-Rocci ergeben sich oft erste wichtige Hinweise auf Stenosierungen oder Verschlüsse der supraaortalen Gefäße. Blutdruckseitendifferenzen in den Armen bis zu 25 mmHg werden noch als normal angesehen. Liegt die Druckdifferenz über 30 mmHg, ist eine weiterführende Diagnostik (zum Beispiel Doppleruntersuchung) erforderlich.

Diagnostik

3.3.3. Lagerungstest nach Ratschow

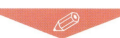

Der Patient liegt auf der Untersuchungsliege und führt bei senkrecht hochgestreckten Beinen 30 bis 40 kreisende Bewegungen oder Dorsal- und Plantarflexionen durch. Liegt eine Durchblutungsstörung vor, so kommt es relativ schnell zu einer Abblassung des Vorfußes und insbesondere der Fußsohlen. Der Kranke wird dann aufgefordert, sich rasch auf die Bettkante zu setzen und die Beine hängen zu lassen (Abbildung 20). Es wird die Zeitverzögerung der reaktiven Hyperämie beurteilt (normal 4-5 Sec). Liegt eine Durchblutungsstörung vor, so ist die Hyperämie deutlich verzögert. Dasselbe gilt auch für die dann auftretende Venenfüllung (normal 10-15 sec). Eine Fehldeutung ist möglich bei einer vorzeitigen Venenfüllung bei gleichzeitig vorliegender Varikose.

Wichtig: Eine unauffällige Lagerungsprobe schließt nicht sicher eine arterielle Verschlußkrankheit aus.

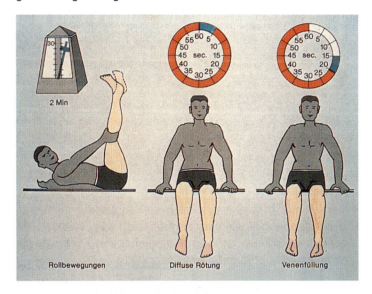

Abb. 20: Schema der Ratschow'schen Lagerungsprobe

3.3.4. Oszillographie vor und nach Belastung

Die Oszillographie ist in der Praxis neben der Dopplerultraschalluntersuchung die wichtigste apparative Methode zur Diagnostik der peripheren arteriellen Verschlußkrankheit. Die elektronische und/oder mechanische Oszillographie (nach Gesenius und Keller) eignet sich wegen der relativen Unkompliziertheit und des geringen Aufwandes als **Methode der ersten Wahl** in der ärztlichen Praxis. Sie kann problemlos vom ärztlichen Assistenzpersonal durchgeführt werden.

Diagnostik

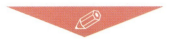

Wichtig: Die Manschetten müssen kontralateral streng symmetrisch angelegt werden. Die Kurvenschreibung beginnt bei Drucken, die etwa 20 mmHg über dem Systemblutdruck liegen. Die entsprechenden Kurven werden unter Minderung von jeweils 20 mmHg Druck geschrieben.

Meist läßt sich mit einem Blick feststellen, ob eine periphere Verschlußkrankheit vorliegt oder nicht. Die Oszillographie erlaubt zudem sofortige Hinweise auf den Verschlußtyp. Je nachdem, ob Veränderungen der Pulsform bereits im Oberschenkel oder erst im Unterschenkel oder am Fußrücken registriert werden, kann zwischen einem Becken-, Oberschenkel- oder Unterschenkelverschluß unterschieden werden (Abbildung 21). Eine Verminderung der Amplitudenhöhe sowie ein Abrunden der Kurven spricht für vorgeschaltete Verschlüsse.

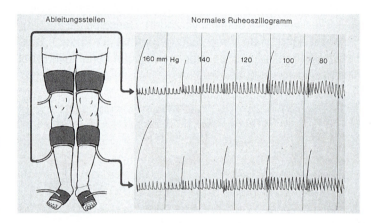

Abb. 21: Oszillogramm

Fehlerquellen bei Oszillographie:
- Ödem
- Bei einseitiger Muskelatrophie beziehungsweise -hypertrophie oder beim Vorliegen von arteriellen oder venösen Ulzerationen können an den entsprechenden Stellen Manschetten nicht angebracht werden.

Merke: Trotz Gefäßverschlüssen können noch Oszillationen auftreten, wenn ein guter Kollateralkreislauf vorliegt.

Bei guten Kollateralen sind die Oszillationen reduziert und die Kurvengipfel abgerundet. Eine ausgeprägte Hypotonie (Blutdruckwerte zwischen 100 und 120 mmHg systolisch) kann einen Verschluß oder eine Stenosierung vortäuschen. Bei unklarem Befund sollte eine Belastungsoszillographie durchgeführt werden.

Der diagnostische Wert der **Belastungsoszillographie** basiert darauf, daß während Muskelarbeit (zum Beispiel für 30 bis 40 Zehenstände, Ratschow Lagerungsübungen oder Kniebeugen) und der damit verbundenen nutritiven Dilatation der Muskelgefäße im Falle eines vorbestehenden Strombahnhindernisses ein Druckabfall auftritt. Dabei reduziert sich meist die Oszillationsamplitude. Der Befund ist um so ausgeprägter, je höher das Strombahnhindernis oberhalb des Leistenbandes liegt. Bei der Befundbeurteilung muß berücksichtigt werden, daß die Oszillographie nur ein **qualitatives** Meßverfahren ist.

Indikation für die Oszillographie:
- Ausschluß einer arteriellen Verschlußkrankheit im Bereich der oberen und unteren Extremitäten
- Lokalisationsdiagnose (Bestimmung des Verschlußtypes)
- Kontrolle nach lumeneröffnenden Maßnahmen (Katheterdilatation oder lokale beziehungsweise systemische Lyse) in Verbindung mit Doppler-Druckmessungen.

Die **elektronische Oszillographie** entspricht in der technischen Durchführung der mechanischen. Bei dieser Methode können auch digitale Pulsationen erfaßt werden. Die elektronische Oszillographie ist empfindlicher als die mechanische Oszillographie. **Nachteil:** Auch Verstärkung der Fehlerquellen in der mechanischen Oszillographie. Bei der akralen Oszillographie ist ein standardisierter Untersuchungsablauf wichtig (Hauttemperatur und Raumtemperatur).

Indikation für elektronische Oszillographie:
- akrale Arterienverschlüsse im Bereich der Finger-, Fuß- und Zehenarterien
- Differentialdiagnose: akrale Beschwerden und Schmerzsyndrom

3.3.5. Ultraschalldopplerdruckmessung (USD) an Extremitätenarterien

Als nichtinvasive Untersuchungsmethode hat die Dopplerultraschallsonographie in der Praxis eine große Verbreitung gefunden. Mit der Dopplertechnik gelingt es, auf unblutigem Wege perkutan den systolischen Blutdruck in peripheren Arterien zu bestimmen.

Normalerweise ist der systolische Knöchelarteriendruck in Ruhe gleich hoch oder höher als der Druck am Oberarm, so daß der Quotient Knöcheldruck/Oberarmdruck > 1 ist **(tibiobrachialer Quotient)**. Beispiel: Liegt ein arterieller Systemdruck von 130 mmHg vor, so liegt der Blutdruck in den Knöchelarterien bei 140 bis 160 mmHg.

Diagnostik

Die distalwärts kontinuierliche systolische Druckzunahme beruht auf einer Zunahme der Blutdruckamplitude, während der arterielle Mitteldruck zur Peripherie hin kontinuierlich abnimmt.

Im Mittel beträgt der physiologische systolische Druckgradient zwischen den Knöchelarterien und der A. brachialis 10-30 mmHg, wobei die Extremwerte zwischen -5 und +40 mmHg schwanken.

Knöcheldruckwerte um 10 Prozent unter dem Systemdruck beziehungsweise ein brachiotibialer Quotient unter 0,9 sind bereits als pathologisch anzusehen. Allein aufgrund der Bestimmung des Druckes der Knöchelarterien in Ruhe kann ein Abschätzen des Stadiums der peripheren arteriellen Verschlußkrankheit vorgenommen werden (Tabelle 9).

Knöchelarteriendruck (bei Normotonikern)	Beurteilung und klinisches Stadium nach Fontaine
> 100 mmHg	leichte Ischämie (Stadium I und II)
90 - 60 mmHg	mittelschwere Ischämie (Stadium II b bis III)
50 mmHg und darunter	schwere Ischämie (Stadium III und IV)

Tabelle 9: Stadien der peripheren AVK nach den peripheren Blutdruckwerten (Ultraschalldopplerdruckmessung) im Vergleich zu den Stadien nach Fontaine

Untersuchungsgang

Die Messung des peripheren systolischen Blutdruckes mit Hilfe der USD-Methode soll am liegenden Patienten erfolgen. Der Untersuchung sollte eine Ruhepause von 15 bis 30 Minuten vorausgehen, da eine muskuläre Belastung zu einem ausgeprägten Blutdruckabfall führen kann.

Praktisches Vorgehen: Anlage einer 12 cm breiten Stauungsmanschette eines üblichen Blutdruckgerätes im distalen Fesselbereich. Nach Aufbringen von Kontaktgel Lokalisation der A. tibialis posterior. Winkel zur Längsrichtung des Gefäßes circa 45-60°. Druck auf das Gefäß sollte vermieden werden. Wie bei der Riva-Rocci-Methode Aufblasen der Manschette auf suprasystolische Werte, dann langsames Ablassen. Erstes hörbares Dopplersignal ist gleich systolischer Perfusionsdruck. Entsprechend können auch die Drucke in der A. dor-

Wichtig: Lage der Manschette. Der Druck wird immer auf Manschettenhöhe bestimmt.

Diagnostik

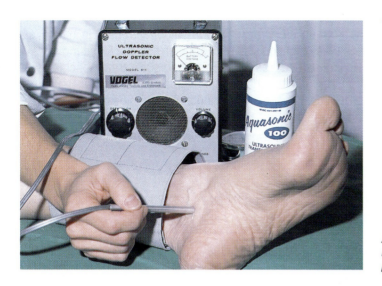

Abb. 22: Dopplerdruckmessung an der A. tibialis posterior

salis pedis sowie in der A. fibularis am unteren Rand des Außenknöchels gemessen werden.

Mit der **segmentalen Druckmessung** gelingt es, die Höhe eines arteriellen Strombahnhindernisses zu lokalisieren. Diese Untersuchung muß insbesondere dann durchgeführt werden, wenn eine oszillographische Untersuchung nicht durchgeführt werden kann.

Mit entsprechend kleineren Manschetten ist auch eine Druckmessung an den Fingern möglich. Diese Untersuchung kann insbesondere bei Verdacht auf funktionelle akrale Durchblutungsstörungen (zum Beispiel Raynaud-Phänomen) durchgeführt werden. Das Druckverhalten vor und nach Kälteexposition ist dabei für die Diagnose eines *Raynaud*-Syndroms von ausschlaggebender Bedeutung (Tabelle 10).

Unter **Belastung** (zum Beispiel Zehenstandsübungen, Ratschow'sche Lagerungsübungen oder Laufbandarbeit) kommt es beim Gefäßgesunden nicht zu einem Abfall des Knöchelarteriendruckes. Liegt eine periphere Verschlußkrankheit vor,

Wichtig: Bei Kompression des Oberschenkels sind breitere Manschetten (17 cm) erforderlich.

Normalperson	Raynaud-Syndrom
Absinken der systolischen Fingerarteriendrucke um maximal 10 Prozent	Absinken des Druckes um oft mehr als 50 Prozent

Tabelle 10: Fingerarteriendrucke nach Kälteexposition bei Normalpersonen und bei Patienten mit Raynaud-Syndrom

Diagnostik

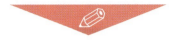

so können die Drucke in den Knöchelarterien je nach Verschlußlokalisation drastisch abfallen. Bei der Messung des systolischen Druckes nach Belastung soll darauf geachtet werden, daß genau eine Minute nach Beendigung der Belastung erneut die Drucke an den Knöchelarterien gemessen werden. Als Belastung hat sich in der Praxis am besten die Durchführung von 30 bis 40 Zehenständen bewährt.

Häufige Fehlerquellen sind

- zu kurze Ruhepausen nach muskulärer Belastung (Ruhezeit 20-30 min!),
- unterschiedlicher Extremitätenumfang,
- arterieller Hochdruck,
- zu fester Andruck der Sonde, Sondenwinkel nicht optimal,
- fehlerhafte Manschettenanlage sowie
- Arterieninkompressibilität (bei *Mönckeberg*-Sklerose bzw. Mediasklerose).

Die **Mediasklerose** kann zu Mißinterpretationen bei der peripheren Druckmessung mit der USD-Sonde führen. Meist finden sich paradox hohe Blutdruckwerte – oft mehr als 80 mmHg über den Druckwerten des Armes, mitunter ergeben sich Werte von 300 mmHg und darüber.

Häufige Begleiterkrankungen bei Mediasklerose sind

- Diabetes mellitus,
- Hyperurikämie,
- Niereninsuffizienz (mit und ohne sekundärem Hyperparathyreoidismus),
- Nebenwirkungen einer Therapie bei Osteoporose (Therapie mit Vitamin D, Kalzium und Fluor).

Die **Geräte**, mit denen die angegebenen Untersuchungen durchgeführt werden, sind im Handel für 900 bis 1500 DM erhältlich. Wichtig ist, daß auch Kleingeräte einen Schreiberanschluß haben. Manche Kassenärztlichen Vereinigungen fordern eine **graphische Befunddokumentation** für die Abrechnung. Zur Registrierung können EKG-Schreiber oder zum Beispiel Lichtreflexionsrheographiegeräte benutzt werden, die ja heute in der venösen Diagnostik eine weite Verbreitung gefunden haben.

Falls in der Diagnostik ein nicht-direktionales Dopplergerät zur Verfügung steht, können neben der Ultraschalldopplerdruckmessung der Extremitätenarterien auch andere spezielle Fragen mit diesem Gerät abgeklärt werden (Tabelle 11).

Diagnostik

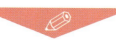

Spezielle Anwendung der USD-Methode

- Exakte systolische RR-Messung im Schock und in der Pädiatrie

- Lokalisierung nicht tastbarer Gefäße,
zum Beispiel Notfallvenenpunktion, i. a. Infusion

- Nachweis unterbrochener Hodendurchblutung
bei Strangulation der A. spermatica

- Feststellung des Hirntodes
(A. carotis interna und A. vertebralis)

- Nachweis von Gefäßverschlüssen bei entzündlichen
Gefäßerkrankungen, (zum Beispiel Arteriitis temporalis)

Tabelle 11

Hämotachygramm: Für die reine Dopplerdruckmessung sind nicht-direktionale Ultraschalldopplergeräte ausreichend. Mit einem direktionalen Gerät können zusätzlich Aussagen über die Geschwindigkeit und die Richtung der Blutströmung gemacht werden. Die graphische Aufzeichnung des Dopplersignals (Hämotachygramm) gibt Aufschlüsse über die Lokalisation von Gefäßveränderungen. Das normale triphasische Signal des Blutstrompulses wird durch vorgeschaltete Stenosen oder Verschlüsse in typischer Weise verändert. Zunächst verliert die Strompulskurve ihren negativen Anteil, den Dip, wobei gleichzeitig eine Verplumpung des ganzen Signals auftritt. Die Ableitung des Dopplersignals kann relativ schnell und nicht belastend in der Leistenbeuge über der A. femoralis comunis, der A. poplitea in der Kniekehle und und der A. tibialis posterior jeweils im Seitenvergleich erfolgen. Ähnlich wie bei der Oszillographie ist eine Höhenlokalisation möglich.

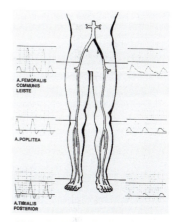

Abb. 23: Hämotachygramm

3.3.6. B-Bild und Duplexverfahren

Die sonographische Untersuchung der Extremitätenarterien eignet sich für

♦ *Bestimmung von Verlauf und Morphologie*
♦ *Ausdehnung, Größe und Konfiguration arteriosklerotischer Läsionen*
♦ *Beurteilung umgebender Weichteile und eventueller intraluminaler Traumen - Ausdehnung, Größe und Konfiguration von Aneurysmen*

Die **Sonographie** erlaubt die nichtinvasive direkte Abbildung venöser und arterieller Gefäße ab einem Durchmesser von 5 mm. Die Gefäße sind durch Pulsations- und Flußphä-

Diagnostik

nomene sowie Impedanzunterschiede des fließenden Blutes gegenüber umgebendem Muskel- und Bindegewebe abgrenzbar. Die Gefäßsonographie ergänzt klinische Methoden wie Palpation, Auskultation und Dopplersonographie und ist die wichtigste Methode zur direkten Gefäß- und Weichteildarstellung vor dem Einsatz angiographischer Verfahren.

Einen bedeutenden Fortschritt in der Diagnostik arterieller und venöser Durchblutungsstörungen wurde durch die **farbkodierte Duplexsonographie** ermöglicht. Die gleichzeitige Darstellung von **B-Bild,** farbkodierten Blutfluß und Dopplersignal erlaubt eine relativ einfache Erfassung von Gefäßwandveränderungen und ihren hämodynamischen Auswirkungen. Hochauflösende Geräte erlauben eine Beurteilung der Plaquemorphologie und eine Unterscheidung in harte und weiche, ulzeröse und schnellwachsende Plaques. Die Kenntnis der Plaquemorphologie beeinflußt bereits die therapeutischen Entscheidungen bei asymptomatischen Carotisstenosen.

Die Duplexsonographie kann in bestimmten Fällen eine weitere angiographische Abklärung ersetzen (langstreckiger Verschluß der A. femoralis superficialis bei noch tolerabler Gehstrecke). Durch die **Farbkodierung** können kleinere Gefäße schneller und präziser lokalisiert werden. Geübten Untersuchern gelingt die Darstellung der Arterien und Venen bis auf Knöchelhöhe. Kontrolluntersuchungen nach PTA werden durch die Duplexsonographie erleichtert, da jetzt nicht nur eine über die Dopplerdrucke globale Information über die Durchblutungsverhältnisse vorliegt, sondern die dilatierte Stelle

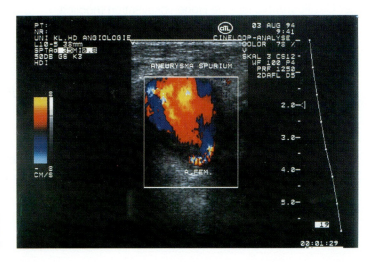

Abb. 24: Aneurysma spurium d. A. femoralis communis nach Katheterintervention

Diagnostik

selbst nicht invasiv und ständig wiederholbar betrachtet werden kann. Ein Problem der Duplexsonographie besteht jedoch nach wie vor in der Möglichkeit der Dokumentation, Farbausdrucke sowie Videoaufzeichnungen versuchen diese Lücke zu schließen. Bei der Diagnostik venöser Erkrankungen wird man jedoch teilweise auch aus forensischen Gründen eine invasive Diagnostik nicht vermeiden können.

Eine häufige Indikation in der Klinik stellt die Abklärung palpabler, pulsierender Schwellungen nach diagnostischen oder interventionellen Kathetereingriffen im Bereich der Leistenarterien dar. Dabei sind zu unterscheiden:

♦ **Echtes Aneurysma**: umschriebene, pulsierende Gefäßerweiterung bei erhaltener Wand.
♦ **Falsches Aneurysma** (Aneurysma spurium): Blutung in periadventitielles Gewebe (zum Beispiel Stichkanalblutung) mit Höhlenbildung und direkter offener Verbindung zum Gefäßleck. Deutliche pulssynchrone Wandbewegung des Aneurysmas, meist erkennt man im Duplexbild Strömungsturbulenzen (Abb. 24).
♦ **Hämatom**: diffuse Gewebeeinblutung mit verwaschenem Ultraschallbild oder umschriebenes zylindrisches sack- oder spindelförmiges echoarmes Areal ohne Wandpulsation.
♦ **Mykotisches Aneurysma**: Gefäßwandschädigung bei bakterieller Endokarditis. Heute selten bei Drogenabhängigen durch infizierte Injektionsbestecke möglich.
♦ **Serom**: Abszeß: ähnliche Charakteristik wie Hämatom. Bei klinischem Verdacht Sicherung der Diagnose durch Punktion (ggf. unter Ultraschallkontrolle).

3.3.7. Gehprobe

Die **schmerzfreie** (S1) und **maximale** Gehstrecke (S2) eines Patienten mit Claudicatio intermittens wurde früher ausschließlich mit dem Gehstreckentest ermittelt. Diese Untersuchung kann ebenerdig sowohl auf einem Flur in der Praxis als auch im Freien erfolgen. Für diese Untersuchung ist ein Schrittmachermetronom erforderlich. Gemessen wird zunächst die Strecke, bei der der Patient den ersten Schmerz verspürt (zum Beispiel in der Wade) (S1), dann diejenige Distanz, bei der der Patient stehen bleiben muß. Dabei entspricht eine schmerzfreie Gehstrecke von über 200 m dem klinischen Stadium IIa, eine schmerzfreie Gehstrecke unter 200 m dem klinischen Stadium IIb.

Laufbandergometrie: In den meisten Angiologischen Praxen und Kliniken wird heute die schmerzfreie und die maximale Gehstrecke auf dem Laufband ermittelt (Abbildung 25). Es gibt bis zum heutigen Zeitpunkt keine einheitlichen Emp-

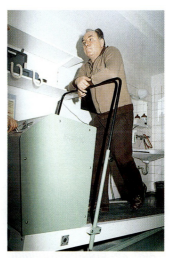

Abb. 25: Laufband

fehlungen für eine genaue Vorgabe der Bandgeschwindigkeit und des Steigungswinkels. In den meisten Zentren wird mit einer Bandgeschwindigkeit von 3 km/h und einem Steigungsgrad von 12 Prozent untersucht.

Wichtig ist, daß gerade der ältere Patient an das Laufband gewöhnt wird. Die Bandgeschwindigkeit sollte initial langsam gesteigert werden. Es ist auf ein entspanntes Gehen zu achten. Der Patient sollte sich nicht mit den Armen zu stark festhalten. Auch ältere Patienten gewöhnen sich überraschend schnell an das Laufband. Die Laufbanduntersuchung ist eine standardisierte Methode zur Bestimmung der Gehstrecken, insbesondere bei der Objektivierung von Medikamenteneffekten. Wichtig ist, daß zu jedem Zeitpunkt eine Helferin oder ein Arzt den Patienten überwacht.

Fahrradergometrie: Konventionelle Fahrradergometer eignen sich für die Belastung von Claudicatio-intermittens-Patienten weniger. Auch in der Vorfelddiagnostik der koronaren Herzkrankheit treten bei Claudicatio-intermittens-Patienten in der Belastungsphase schon sehr frühzeitig Ischämieschmerzen auf (zum Beispiel in den Oberschenkeln oder in den Waden), so daß die Belastung dann abgebrochen werden muß, noch bevor Herzrhythmusstörungen oder ischämische Kammerendteilveränderungen auftreten.

Aus diesem Grund haben wir ein Ergometerzusatzgerät mitentwickelt, mit dem auch Claudicatio-Patienten problemlos belastet werden können. Mittels spezieller Stöcke wird eine

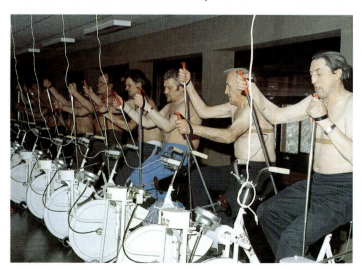

Abb. 26: Ergometertraining mit Stöcken

Verbindung zur Drehachse des Ergometers hergestellt und so den verschlußkranken Patienten ermöglicht, die Arm-, Schulter- und Brustmuskeln bei der ergometrischen Belastung mit einzusetzen. Bei Claudicatio-intermittens-Patienten wird somit die Hauptbelastung von den besonders behinderten Beinmuskeln auf die Muskelgruppe des Oberkörpers verlagert (Abbildung 26).

So gelingt es, die Patienten kardiopulmonal auszulasten. Diese Stöcke sind auch hilfreich beim Training von Claudicatio-Patienten. Auch amputierte Patienten und Kranke mit einem orthopädischen Leiden im Sprung- oder Kniegelenk können so problemlos ergometrisch belastet werden.

3.3.8. Venenverschlußplethysmographie (VVP)

Diese Methode erlaubt im Gegensatz zu den anderen erwähnten Methoden nicht nur eine qualitative, sondern auch eine quantitative Aussage. Mit dieser Technik kann die Durchflußmenge des Blutes im Extremitätenbereich bestimmt werden. Die Plethysmographie ist eine **Füllemessung**, das heißt sie erfaßt Volumenänderungen an den Extremitäten nach Blockierung des venösen Rückstromes bei ungehindertem arteriellem Zufluß. Zur Routinemessung werden in Angiologischen Zentren quecksilbergefüllte Dehnungsmeßstreifen eingesetzt (mercury strain gauge). Die Methode ist technisch aufwendiger als die Druckbestimmung mit Hilfe der Ultraschalldopplertechnik. Üblicherweise wird die Durchflußmenge unter Ruhebedingungen und unter reaktiver Hyperämie (zum Beispiel nach einer dreiminütien suprasystolischen Drosselung der Beindurchblutung) bestimmt. Die Methode bleibt allerdings angiologischen Spezialpraxen vorbehalten.

3.3.9. Thermographie

Apparativ ziemlich **aufwendige Methode**, die in der Angiologie hauptsächlich zur Beurteilung organisch und funktionell bedingter Durchblutungsstörungen eingesetzt wird. Das Thermogramm liefert ein dokumentarisches Abbild der Oberflächendurchblutung. Die Farbthermographie wird in manchen Angiologischen Zentren eingesetzt zur Objektivierung der kli-

Diagnostik

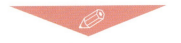

nischen Wirksamkeit von vasoaktiven Medikamenten bei der pAVK. In der Praxis, auch in der Angiologischen Spezialpraxis, spielen thermographische Untersuchungen keine wesentliche Rolle.

3.3.10. Angiographie der Becken-Bein-Arterien

Obwohl im Regelfall die Diagnose einer peripheren Verschlußkrankheit klinisch und mit nichtinvasiven Untersuchungsmethoden schnell und genau festgestellt werden kann, sind die hochqualifizierten Angiographieverfahren **unentbehrlich** geworden. Angiographien werden insbesondere dann durchgeführt, wenn ein lumeneröffnendes Verfahren beziehungsweise eine chirurgische Rekonstruktionsbehandlung geplant ist. Heute werden meist Katheterarteriographien in konventioneller und DSA-Technik durchgeführt. Während früher fast ausschließlich translumbale Aortographien durchgeführt wurden, wurde durch die Technik von **Seldinger** Anfang der fünfziger Jahre eine selektive beziehungsweise super-selektive Darstellung einzelner arterieller Gefäßprovinzen möglich. Als Zugang für die Katheterarteriographie hat sich besonders die A. femoralis erwiesen.

Indikation zur Arteriographie:

- arterielle Verschlußkrankheit (Arteriosclerosis obliterans) Stadium IIa (bei zu erwartenden aorto-iliakalen Verschlüssen), Stadium IIb, III und IV
- Gefäßmißbildung (Angiome, arteriovenöse Fisteln)
- Gefäßaneurysmen
- Gefäßverletzungen
- funktionelle Gefäßerkrankung (bei unklarer Genese)
- Raynaud-Syndrom bei V.a. organische Gefäßveränderungen und akralen Läsionen
- präoperative Gefäßdarstellung zur Festlegung der Operations- oder PTA-Technik
- gutachterliche Fragestellungen

Mögliche Komplikationen bei der Arteriographie:

- lokale Hämatome und Nachblutungen
- Dissektion der A. femoralis
- arteriovenöse Fistel an der Punktionsstelle (beziehungsweise Aneurysma spurium)
- periphere Thromboembolie beziehungsweise Cholesterinkristall-Embolie
- akuter Gefäßverschluß
- kontrastmittelbedingte Komplikationen

Diagnostik

Falls die A. femoralis nicht zur Punktion geeignet ist, bietet sich der Zugang über die A. brachialis an.

Nach der Entwicklung der **digitalen Subtraktionsangiographie (DSA)** wurde das Kontrastmittel zunächst intravenös appliziert. Allerdings gewinnt heute die **intraarterielle Kontrastmittelapplikation** zunehmend an Bedeutung. Wegen der hohen Kontrastverstärkung können Kontrastmittelmengen eingespart werden. Unabdingbare Voraussetzung für eine intravenöse oder intraarterielle Angiographie ist eine gute Kooperation des Patienten, insbesondere für die Atemmanöver.

Vorteile der intravenösen DSA
- ambulant durchführbar
- einfache und sichere Methode

Nachteile der intravenösen DSA
- schlechte räumliche Auflösung
- bei fehlender Patientenkooperation ist diese Technik unmöglich
- bei Herzinsuffizienz keine ausreichende Kontrastierung der Gefäßperipherie

Vorteile der intraarteriellen DSA
- geringe Kontrastmittelmengen
- gute Kontrastierung

Nachteile der intraarteriellen DSA
- ambulante Durchführung problematisch
- arterielle Punktion erforderlich

Angiographie mittels Kernspintomographie: Mit dieser Methode gibt es bereits gute klinische Erfahrungen. Eine diagnostisch aussagekräftige Darstellung von Beinarterien ohne Kontrastmittel ist mit der Kernspintomographie möglich. Das Prinzip dieser nichtinvasiven Untersuchungsmethode von Gefäßen beruht auf der Subtraktion von EKG-gesteuerten MRI **(Magnetic Resonance Imaging)-Aufnahmen**. Mit dieser Technik kann es in kurzer Zeit gelingen, nichtinvasiv ohne Kontrastmittel normale und pathologisch veränderte arterielle Gefäßsysteme der unteren Extremitäten darzustellen. Die Patienten werden mit dieser Diagnosemethode **keinen Röntgenstrahlen** ausgesetzt. Inwieweit sich die MRI-Angiographie jedoch für das gesamte Gefäßsystem etablieren kann, ist fraglich. Noch ist die Qualität konventioneller Angiographiebilder nicht erreicht.

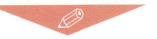

3.4. Spezielle Untersuchungen zur Diagnostik von Mikrozirkulationsstörungen

Neben den diagnostischen Möglichkeiten zur Beurteilung der Makrozirkulation wurden in den letzten Jahren Methoden entwickelt, die eine akute Beurteilung der Mikrozirkulation zulassen. Dies ist um so wichtiger, weil Mikrozirkulationsstörungen bei zugrundeliegenden Makrozirkulationsstörungen in den Vordergrund getreten sind. Dies war die Grundvoraussetzung für die Entwicklung der **Rheopathologie** und für neue **hämorheologische Therapieansätze**.

3.4.1. Transkutane Sauerstoffpartialdruckmessung

Ein wichtiges Untersuchungsverfahren zur Beurteilung der Mikrozirkulation stellt die Messung des transkutanen Sauerstoffpartialdruckes ($tcPO_2$) dar. Die Messung wird mit einer Platinelektrode am Vorfuß des liegenden Patienten und somit distal von Gefäßstenosen beziehungsweise -verschlüssen durchgeführt. Die Sauerstoffpartialdruckmessungen sollten im Bereich des Vorfußes durchgeführt werden, da sich bei Messungen im Bereich des Unter- und Oberschenkels die Sauerstoffpartialdrucke von Verschlußkranken und Gefäßgesunden oft nicht wesentlich unterscheiden.

Trotz einer weitgehenden Standardisierung der Messung sind die inter- und intraindividuellen Schwankungen der transkutanen Sauerstoffpartialdruckmessung relativ groß, da die Meßergebnisse durch den arteriellen Blutdruck, den arteriellen PO_2 und durch Diffusionsbedingungen sowie den lokalen Sauerstoffverbrauch beeinflußt werden.

Der Vorteil der transkutanen Sauerstoffpartialdruckmessung liegt darin, daß auch verschlußkranke Patienten beurteilt werden, bei denen Knöchelödeme und eine Mediasklerose vorliegen.

Bei der Untersuchung von Patienten mit Claudicatio intermittens ist eine Messung unter Ruhebedingungen und nach körperlicher Belastung wichtig. Bei gesunden Personen steigt der Sauerstoffdruck in der Übungsphase, während bei Claudicatio-Patienten der muskuläre Sauerstoffpartialdruck abfällt.

Das vorbestehende Sauerstoffdefizit führt zu einer eingeschränkten Sauerstoffversorgung auf der Haut und zu einem Abfall des $tcPO_2$.

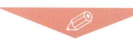

Durch eine standardisierte Untersuchungstechnik ist auch eine Quantifizierung der Beurteilung der nutritiven Hautdurchblutung möglich geworden. So ist bekannt, daß transkutane Sauerstoffpartialdruckwerte unter 10 mmHg Ausdruck einer gravierenden **nutritiven Hautdurchblutungsstörung** sind. Dagegen sind Sauerstoffpartialdruckwerte von über 40 mmHg prognostisch günstig für eine gute Heilungstendenz bei Amputationen. Dies unterstreicht den großen praktischen Wert dieser Untersuchungsmethode.

Untersuchungsmethode von praktischem Wert

3.4.2. Vitalkapillarmikroskopie

Mit dieser nichtinvasiven Methode gelingt die direkte Untersuchung und Beurteilung der kutanen Mikrozirkulation und Kapillarmorphologie. Bis vor kurzem beschränkte sich die intravitale Mikroskopie menschlicher Hautkapillaren auf die Beschreibung und die photographische Dokumentation der Morphologie. Durch Einführung der **Videomikroskopie** in Kombination mit videodensitometrischen Messungen gelang es zusätzlich, dynamische Phänomene wie die kapilläre Strömungsgeschwindigkeit quantitativ zu erfassen. Die Vitalkapillarmikroskopie ist einfach durchzuführen. Es wird lediglich ein Auflichtmikroskop und eine Lichtquelle (zum Beispiel Kaltlichtlampe) benötigt. Am besten beurteilbar sind die Kapillaren im Nagelfalzbereich, weil sie hier in ihrer gesamten Länge sichtbar sind.

Beurteilt werden: Kapillarzahl, Kapillardichte und Kapillardurchmesser. Darüber hinaus können Fließeigenschaften und kleine Blutungen erfaßt werden. Die Blutströmung in den Kapillaren oszilliert deutlich und wird stark von den Aktivitäten des Herz-Kreislaufsystems beeinflußt. Unter pathologischen Bedingungen ist das Strömungsmuster innerhalb der Kapillaren meist verändert, so zum Beispiel bei Diabetes mellitus, bei der peripheren arteriellen Verschlußkrankheit und bei Bluthochdruck.

Gut beurteilbar mit dieser Methode ist auch die **Auswirkung von Pharmaka** auf die Dynamik von Kapillaren. Dabei gelingt es, die nutritive Hautdurchblutung selektiv zu beurteilen. Die

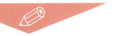

Kapillarmikroskopie kann Hilfestellung geben bei der Diagnostik der Thrombangiitis obliterans sowie für die Differentialdiagnosen des primären und sekundären Raynaud-Phänomens, der Akrozyanose und der Erythromelalgie. Bei der Frühdiagnostik von Kollagenosen, insbesondere bei systemischen und kutanen Sklerodermieformen, ist die Kapillarmikroskopie allen anderen Untersuchungsmethoden überlegen.

3.4.3. Laser-Doppler-Fluxmetrie

Vasomotion ist eine Spontanaktivität in Form von Kontraktion und Relaxation der kleinsten Blutgefäße.

Neben der qualitativen und quantitativen Kapillarmikroskopie sowie der Messung des transkutanen und lokalen Sauerstoffpartialdruckes steht mit der Laser-Doppler-Fluxmetrie ein weiteres Verfahren zur Beurteilung der Mikrozirkulation zur Verfügung. Diese Methode bleibt aber noch Angiologischen Zentren vorbehalten.

Diese Technik bietet die Möglichkeit, Änderungen der Hautdurchblutung mit hoher zeitlicher Auflösung darzustellen. Dadurch lassen sich indirekt die Hinweise auf die Vasomotorenaktivität ableiten. Es ist bekannt, daß die Flußgeschwindigkeit in kapillären Strombahngebieten periodisch schwankt. Diese Schwankungen stellen einen physiologischen Mechanismus zur Herabsetzung des hydraulischen Perfusionswiderstandes und zur Verbesserung der kapillären Austauschbedingungen dar. Es ist bekannt, daß diese Vasomotionsvorgänge beim Vorliegen einer peripheren arteriellen Verschlußkrankheit gestört sind.

Die Wertigkeit der Laser-Doppler-Fluxmessung wird **kontrovers diskutiert**. Weitere Erfahrungen müssen belegen, ob mit diesem Verfahren prognostische Aussagen über Entstehung und Verlauf trophischer Störungen bei arterieller Verschlußkrankheit möglich sind. Die Technik ist allerdings geeignet, den Einfluß medikamentöser, lumeneröffnender oder gefäßchirurgischer Maßnahmen auf die Hautperfusion zu überprüfen.

3.5. Therapie der chronischen arteriellen Verschlusskrankheit

Eine Reihe konservativer Maßnahmen steht zur stadiengerechten Behandlung der pAVK zur Verfügung, wenn die Anwendung von lumeneröffnenden Verfahren technisch nicht machbar und revaskularisierende Operationen nicht indiziert oder nicht möglich sind.

Vom Schweregrad der Erkrankung unabhängig sind die **Basismaßnahmen**, die auf eine Beeinflussung der oben beschriebenen Risikofaktoren abzielen, zum Beispiel Hypertonieeinstellung, Raucherentwöhnung, Senkung der Blutfette u.ä. Als wesentliches therapeutisches Prinzip gilt die aktive Bewegungstherapie im Stadium I und II. Auch sind unseres Erachtens Patienten, die nur gelegentlich über nächtliche Schmerzen klagen, vorsichtig trainierbar. Im Stadium IV ist allerdings eine Trainingstherapie aufgrund eines möglichen Steal-Phänomens kontraindiziert, da der erhöhte muskuläre Sauerstoffbedarf zu einer Blutumverteilung zwischen Muskel und Haut führen kann, was die kutane Minderperfusion verstärkt.

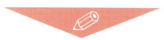

Bei bis zu 70 Prozent lassen sich Plaques in der Bifurkation der A. carotis finden.

Risikofaktoren eliminieren!

Zur Basistherapie gehört die Gabe von Azetylsalizylsäure, durch die die Progredienz des arteriosklerotischen Prozesses verlangsamt werden kann, wie in einigen prospektiven Studien gezeigt werden konnte .

Im **asymptomatischen Stadium I** der Erkrankung ist außer der Basisbehandlung inklusive Azetylsalizylsäure keine spezifische Therapie notwendig. In regelmäßigen Abständen sollten jedoch Untersuchungen durchgeführt werden, um das Ausmaß des Gefäßprozesses zu erfassen. Insbesondere ist an die hohe Koinzidenz der pAVK mit koronaren und zerebrovaskulären arteriosklerotischen Läsionen zu denken. 50 Prozent der Patienten, die mit einer Claudicatio intermittens ihren Arzt aufsuchen, weisen relevante arteriosklerotische Veränderungen der Koronararterien auf.

Das Stadium II – die Claudicatio intermittens – sollte einer intensiven Trainingstherapie, am besten in einer Gefäßsportgruppe zugeführt werden. Das Vorliegen von Begleiterkrankungen erlaubt jedoch häufig keine physikalische Therapie.

Die Aggressivität des weiteren therapeutischen Vorgehens richtet sich dabei nach dem Grad der subjektiven Einschränkung. Ist der Patient in seinem täglichen Leben kaum behindert, ist die Indikation zur invasiven Diagnostik und Therapie unter Abwägung der **Nutzen-Risiko-Relation** sorgfältig zu stellen. Ist der Patient in seinem gewohnten Leben – auch unter Berücksichtigung des Berufes und der Hobbies – stark eingeschränkt, ist zunächst die Möglichkeit einer **Angioplastie** zu prüfen. Die Indikation zu einer **chirurgischen Revaskularisation** ist in diesem Stadium der AVK, wo keine Gefährdung der Extremität vorliegt, sehr eng zu stellen, kann aber bei sehr kurzer Gehstrecke gerechtfertigt sein. Ausgenommen von dieser restriktiven Indikationsstellung sind Verschlüsse der Beckenarterien, da der aorto-femorale Bypass eine sehr gute Langzeitprognose hat.

Der Einsatz **vasoaktiver Pharmaka** ist umstritten, da ein adäquates Training einen maximalen Reiz für die Kollateralenausbildung und adaptive Vorgänge im Skelettmuskelmetabolismus darstellt. Neuere Studien belegen eindeutig, daß der Trainingserfolg durch vasoaktive Pharmaka gesteigert werden kann. Hier ist besonders eine intravenöse Infusionstherapie zu erwägen; alternativ oder ergänzend kann man versuchen, mit einer Hämodilution die rheologischen Eigenschaften des Blutes zu verbessern.

Im **Stadium III und IV** muß das ganze Spektrum der Therapie angewandt werden, um den drohenden Verlust der Extremität zu verhindern. Zunächst ist unter diesem Gesichtspunkt die Möglichkeit einer **Rekanalisation**, sei es durch moderne **Kathetertechniken**, **Lyseverfahren** oder **chirurgische Maßnahmen**, zu prüfen. Allerdings ist bei einem Großteil der Patienten aufgrund des Allgemeinzustandes oder generalisierter arteriosklerotischer Veränderungen eine Revaskularisation nicht möglich, so daß eine intensive medikamentöse Therapie in den Vordergrund rückt.

3.5.1. Generelle Basisbehandlung

Als Grundlage einer Therapie, die nicht nur auf die Beseitigung einer symptomatischen Gefäßstenose abzielt, muß die Beeinflussung des zugrundeliegenden arteriosklerotischen Gefäßwandprozesses gelten. Zum gegenwärtigen Kenntnisstand ist eine bedeutende Rückbildung arteriosklerotischer Plaques medikamentös nicht möglich, auch wenn mit einigen Substanzen eine gewisse Regression nachgewiesen wurde. Es gilt daher, das schicksalhafte Fortschreiten des generalisierten Gefäßprozesses zu stoppen oder zumindest zu verlangsamen.

Das Risikofaktorenkonzept der Arteriosklerose ist allgemein anerkannt, an erster Stelle der Therapie bei einem Gefäßpatienten muß daher die Analyse und, wenn möglich, **Beseitigung der Risikofaktoren** stehen. Im einzelnen ist eine Einstellung des **Nikotinkonsums** zu fordern, eine Blutdrucknormalisierung bei **Hypertonie** und die diätetische und ggf. medikamentöse Behandlung einer **Hyperlipoproteinämie** und **Hyperurikämie**. Auf die Bedeutung des metabolischen Syndromes und die entsprechenden Anforderungen an die medikamentöse Therapie wurde bereits hingewiesen. Kontrolliert werden muß, ob der **Diabetes mellitus** ausreichend eingestellt ist. Bei hohen Fibrinogenspiegeln ist eine Behandlung mit Fibraten, wie Bezafibrat oder Fenofibrat indiziert.

Frühzeitig sollte idealerweise eine umfassende **Verhaltenstherapie** einsetzen. Ziel ist es, diejenigen Gewohnheiten zu erfassen und zu verändern, mit denen sich der Patient selbst schadet. Zunächst in Einzelgesprächen (später in Gruppen – auch unter Einbeziehung der Angehörigen) sollten gesundheitsfördernde Lebensweisen eingeübt werden. Dabei werden die Patienten motiviert, gewissenhaft in der Therapie mitzuarbeiten. Wenn möglich, sollte sich der Patient einer Gefäßsportgruppe anschließen; Claudicatio-Gruppen sind vielerorts bereits bewährte Bestandteile einer umfassenden Prävention und insbesondere Rehabilitation.

Schädliche Gewohnheiten erfassen und verändern.

Neben den Risikofaktoren selbst müssen häufige Begleiterkrankungen wie die koronare Herzkrankheit behandelt werden; auf die hohe Koinzidenz wurde bereits hingewiesen. **Rhythmusstörungen** können das Herzzeitvolumen beeinträchtigen. So führt Vorhofflimmern bis zu einer circa 30prozentigen Reduktion der kardialen Auswurfleistung. Eine eventuell vorliegende **Herzinsuffizienz** muß behandelt werden, wobei beachtet werden muß, daß Digitalispräparate den peripheren Gefäßwiderstand erhöhen, wenn keine wirklich manifeste Insuffizienz vorhanden ist. Krankheiten, wie **Anämie**, **Polyglobulie** oder **Polyzythämie** verschlechtern die Sauerstoffversorgung des Gewebes und müssen ausgeschlossen werden.

Für den Patienten wichtig sind auch die allgemeinen präventiven Maßnahmen, wie vermehrte körperliche Aktivität, Meiden von Nässe- und Kälteexposition, adäquates Schuhwerk zur Verletzungsprophylaxe. Nicht genug betont werden kann eine **sorgfältige Fußpflege**, da selbst kleine Verletzungen bei der Pediküre ein harmloses Stadium II in ein kompliziertes Stadium II verwandeln können. Die Zehenzwischenräume müssen regelmäßig inspiziert werden (Mykose?). Vorsicht ist auch bei warmen Fußbädern geboten, lokale Hyperämisierung mit Antirheumatika ist obsolet. Verboten sind Wärmflaschen und Heizkissen.

Zur **sekundären Arterioskleroseprophylaxe** hat sich in einigen Studien die Gabe von **Azetylsalizylsäure**, die über der Hemmung der Zyklooxygenase die Plättchenfunktion hemmt, bewährt. Die effektive Dosis ist noch Gegenstand der wissenschaftlichen Diskussion. Allgemein wird eine Dosierung von 100 bis 300 mg favorisiert. Auch für Ticlopidin liegen bereits positive Berichte vor, auch bezüglich der Rate an Schlaganfällen und Herzinfarkten.

3.5.2. Bewegungstherapie

Die aktive Bewegungstherapie ist die älteste Behandlungsform und gleichzeitig die Basistherapie der Claudicatio intermittens. Der Heidelberger Internist *W. R. Erb* empfahl bereits um die Jahrhundertwende als Mittel der ersten Wahl „forciertes Gehen". Die Wirksamkeit des Gehtrainings ist in vielen Studien belegt und unumstritten.

Das Ziel der Übungsbehandlung besteht darin, die **schmerzfreie** und **absolute Gehstrecke** der Claudicatio intermittens-Patienten zu verlängern oder die leichte Form der Claudicatio intermittens, das sogenannte „Walking-through-Phänomen" zu erreichen.

Zahlreiche Untersuchungen haben immer wieder belegt, daß nahezu jede Form von Bewegungstraining (ambulant oder stationär durchgeführt) zu einer deutlichen Verbesserung der schmerzfreien Gehstrecke führt. Oft können die Klaudikationsdistanzen verdoppelt oder gar verdreifacht werden. Viele Patienten, die sich vor der Trainingsphase in einem Stadium IIa befanden, können nach einem systematischen dosierten und kontrollierten Training unbegrenzt schmerzfrei gehen.

Die günstige Wirkung der Bewegungstherapie auf die Claudicatio intermittens ist klinisch gesichert. Die genauen **Wirkungsmechanismen** sind allerdings noch nicht bekannt.

Therapie der pAVK

Als Ursache für die verlängerte Gehstrecke nach einem Intervall- oder Ausdauertraining kommen folgende Faktoren in Frage:

- *Verbesserung der Gehtechnik (Koordination und Flexibilität)*
- *Gesteigerte Aktivität oxidativer Enzyme im Skelettmuskel (Vermehrung und Vergrößerung der Mitochondrien)*
- *Verbesserung der O_2-Utilisation*
- *Optimierung der kollateralen Blutverteilung und verbesserte Kapillarisierung des peripheren Muskels*
- *Günstige Beeinflussung der Hämorheologie*
- *Zunahme der Schmerztoleranz*
- *Günstige Beeinflussung aller Risikofaktoren für die Arterioskleroseentstehung*
- *Beeinflussung der Hämostase und der fibrinolytischen Aktivität*

Früher wurde die Zunahme der Leistungsfähigkeit durch eine Verbesserung der Durchblutung erklärt. Verschiedene Untersuchungen haben aber immer wieder gezeigt, daß es nach einem Training sogar zunächst zu einer Abnahme der Ruhedurchblutung und zu einer geringen Abnahme der Durchblutung unter Belastung kommen kann. Während in allen bislang durchgeführten konventionellen Trainingsprogrammen bei Claudicatio-intermittens-Patienten vorwiegend Gehtraining und Lagerungsübungen (nach *Ratschow*)[1] im Vordergrund der Ergotherapie standen, gibt es neuere Trainingsansätze, die darauf abzielen, auch die kardiopulmonale Leistungsfähigkeit der Claudicatio-Patienten zu verbessern. Dafür sind spezielle Trainingsformen erforderlich, die große

Forciertes Gehen: Mittel der Wahl

Günstig	Ungünstig
gute Compliance	fehlende Motivation
Claudicatio <1 Jahr	Claudicatio > 1 Jahr
Gehstrecke >100-200 m	Gehstrecke < 50-100 m
einseitige Lokalisation	doppelseitige Lokalisation
poststenotischer Dopplerdruck > 80 mmHg	poststenotischer Dopplerdruck < 60 mmHg
Femoralisverschluß	Aortenstenosierung, Becken- und Mehretagenverschlüsse
Hämatokrit ~ 45 %	Hämatokrit > 50 %
keine orthopädischen oder neurologischen Begleiterscheinungen	neurologische oder orthopädische Krankheiten des Bewegungsapparates
normale Herz-Lungenfunktion	kardiorespiratorische Insuffizienz

Tabelle 12: Prognostisch günstige und schlechte Voraussetzungen für den Erfolg einer Ergotherapie

[1] MAX RATSCHOW, 1904–1964, deutscher Angiologe

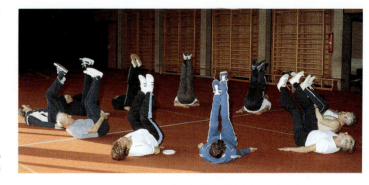

Abb. 27: Bewegungstherapie mit AVK-Patienten

Muskelgruppen in das Training miteinbeziehen (zum Beispiel Handkurbelergometer beziehungsweise Fahrradergometer mit Armstöcken). Günstige und ungünstige Faktoren, die eine Bewegungstherapie beeinflussen, gehen aus der Tabelle 12 hervor.

Neben der Bewegungstherapie und Förderung der kardiopulmonalen Leistungsfähigkeit hat sich auch die gleichzeitige **physikalische Therapie** der radikulären Reizerscheinungen aus zwei Gründen als günstig erwiesen.

1. Das häufige Auftreten von Wurzelirritationen im Alter als Ausdruck degenerativer Wirbelsäulenleiden führt oft zusätzlich zu Schmerzen beim Gehen.
2. Bei Patienten mit Claudicatio intermittens können durch das gestörte Gangbild sekundär Verschiebungen im Becken und Lendenwirbelsäulenbereich auftreten, die ihrerseits wieder zu Limitationen beim Gehen führen. Der erhöhte Muskeltonus und der schmerzbedingt erhöhte Sympathikotonus reduzieren zudem die Trainierbarkeit des Skelettmuskels, so daß oft zunächst eine Unterbrechung dieses Schmerzkreises notwendig wird, um adaptive Vorgänge in Gang zu bringen.

3.5.3. Rekonstruktive Arterienchirurgie

Trotz der Fortschritte und der Ausweitung der Gefäßchirurgie in den letzten Jahren müssen nach wie vor mindestens 60 bis 70 Prozent aller Patienten mit peripheren Durchblutungsstörungen konservativ behandelt werden. Die Domäne der Gefäßchirurgie der Becken-Beinarterien liegt in den Stadien III und IV nach Fontaine. Im Stadium IIa (schmerzfreie Gehstrecke > 200 m) wird nur ganz ausnahmsweise operiert, wenn der Patient zum Beispiel aus berufsbedingten Gründen viel gehen muß (zum Beispiel Briefträger, Bergbauer oder bei entsprechenden Hobbies). Im Stadium IIb werden vor allem aorto-iliakale Verschlußprozesse operiert.

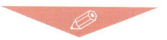

Operationsmethoden bei verschiedener Verschlußlokalisation

Bei einem **Aorto-iliakalen Verschlußtyp** bietet sich an:

- *Offene oder geschlossene Thrombendarteriektomie oder Desobliteration*
- *Implantation einer alloplastischen Dacron- oder Teflonprothese und extraanatomische Bypassverfahren*
- *Offene Ausschälplastiken bei kurzstreckigen Verschlüssen in der Aortengabel*

Insbesondere längerstreckige Stenosen und Verschlüsse im Beckenarterienbereich sind trotz der Verbesserung der PTA-Technik nach wie vor eine Indikation zur operativen Rekonstruktion. Wegen der guten Langzeitprognose erfolgt zunehmend bei Verschlüssen im aorto-iliakalen Bereich die **Implantation unilateraler oder aorto-bifemoraler alloplastischer Prothesen**, die an der Aorta und in der Peripherie End-zu-Seit-anastomosiert werden.

Extraanatomische Bypassverfahren: Die axillo- beziehungsweise subclavio-femoralen oder bifemoralen Bypässe sind Patienten mit einem hohen Operationsrisiko vorbehalten, bei denen die allgemeine Operabilität eingeschränkt ist.

Beim **Femoro-poplitealen Gefäßprozeß** empfiehlt sich eine Profundaplastik, insbesondere bei Verschluß der A. femoralis superficialis mit relativer Profundabgangsstenose

Die Operationsindikation femoro-poplitealer Verschlüsse wurde in den letzten Jahren deutlich eingeschränkt. Dies hängt sicherlich auch mit der Verbesserung der interventionellen und der konservativen Therapie (zum Beispiel Katheterdilatation und Katheterlyse) zusammen. Falls eine Operation durchgeführt wird, empfehlen sich die autologen Venenbypässe. Kurzstreckige Verschlußprozesse können auch durch Desobliteration mit und ohne Patcherweiterungsplastiken korrigiert werden.

Eine Indikation zur Operation bei **Unterschenkelarterienverschlußprozessen** liegt nur vor, wenn klinisch ein Stadium III oder IV gegeben ist. Darüber hinaus muß zumindest eine

Therapie der pAVK

Unterschenkelarterie bis zur Fußsohle angiographisch vorhanden sein. Die Durchführung kruraler und pedaler Bypässe bleibt Gefäßchirurgischen Zentren vorbehalten.

Antikoagulation nach Operationen: Wegen des starken Flusses bei großem Gefäßkaliber sind orale Antikoagulantien bei einer Korrektur der aorto-iliakalen Verschlüsse und Stenosen nicht erforderlich. Patienten mit femoro-poplitealen Bypässen sowie kruralen und pedalen Bypässen müssen immer mit oralen Antikoagulantien behandelt werden. Für die Indikationsstellung zur Operation und die anschließende Weiterbehandlung ist ein optimales Behandlungskonzept erforderlich, das eine enge Kooperation mit dem praktischen Arzt, dem Angiologen, Radiologen und Chirurgen voraussetzt.

Frühergebnisse
(Primärerfolg):
Beckenbereich 93-96%
femoro-popliteal 73-88%

Spätergebnisse
nach drei Jahren:
Beckenarterien 76-80%
Femoro-popliteal-
Arterien 68%

Perkutane transluminale Angioplastie (PTA)

Die perkutane transluminale Angioplastie (PTA) hat sich nach der Einführung durch Charles Dotter als eine sehr risikoarme Methode zur Eröffnung eines arteriellen Verschlusses entwickelt. Eine wesentliche Bereicherung der Technik war die Einführung eines abgewandelten doppellumigen Ballonkatheters durch Grüntzig 1974.

Indikationen für PTA der Becken-Beinarterien:
- hämodynamisch und klinisch relevante iliakale und femoropopliteale Stenosen
- Verschlüsse bis zu 10 cm Länge im Oberschenkel-/Kniebereich
- kurzstreckige Stenosen und Verschlüsse kruraler Arterien bei kritischer Ischämie

Kontraindikation für PTA:
- langstreckige Beckenarterienverschlüsse (hohe Rezidivrate); nur bei erhöhtem Operationsrisiko ist der Versuch einer Angioplastie gerechtfertigt.
- chronischer Abgangsverschluß der A. femoralis
- langstreckige Verschlüsse (> 10 cm) d. A. femoralis superficialis

Es ist wichtig, daß alle PTAs mit einem Gefäßchirurgen geplant werden, weil die Gefäßchirurgen jederzeit bereit sein müssen, kurzfristig Komplikationen operativ zu versorgen.

Insgesamt können als **günstige Faktoren** für eine PTA angesehen werden: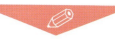

- Stenosen der A. iliaca
- kurzstreckige Femoralisverschlüsse (<10 cm)
- guter peripherer Abfluß (Unterschenkelarterien offen)
- Patienten im Claudicatio-intermittens-Stadium
- Nicht-Diabetiker

Als **ungünstige Faktoren** werden angesehen:

- lange und multiple Femoralisverschlüsse
- lange Okklusionen
- verkalkte Plaques
- schlechter distaler Abfluß
- Status nach Amputation
- Diabetiker

Lokale Lyse (Katheterlyse): Unter Katheterlyse verstehen wir eine **Kombinationsbehandlung** der Routineangioplastie mit einer niedrigdosierten fibrinolytischen Therapie mit Streptokinase, Urokinase oder rtPA. Der Vorteil der lokalen Lysetherapie liegt aus theoretischer Sicht in der Verhinderung von gefürchteten Blutungskomplikationen, die eine systemische Lysetherapie begleiten können.

In Lokalanästhesie wird der Katheter in der Regel über die A. femoralis an den Verschluß herangeführt. Über den liegenden Katheter wird dann Urokinase, Streptokinase oder rtPA in den Verschlußzylinder infiltriert. Die Urokinase- beziehungsweise Streptokinasedosis ist abhängig von der Länge des thrombotischen Verschlusses. Die Einzeldosen liegen zwischen 5000 und 10 000 I. E. Streptokinase beziehungsweise 20 000 I. E. Urokinase oder 1- 5 mg rtPA/pro cm Verschlußlänge. In Einzelfällen werden aber auch wesentlich höhere Gesamtdosen erforderlich (zum Beispiel 250 000 I. E. Streptokinase).

Indikationen für Katheterlyse
- bei fehlenden therapeutischen Alternativen
- frische thrombotische Verschlüsse
- bei älteren Patienten mit erhöhtem Operationsrisiko und/oder Kontraindikation für eine systemische Lyse
- ältere Verschlüsse, die weder durch eine Operation noch durch eine PTA beseitigt werden können
- Rezidivverschluß nach erfolgreicher PTA

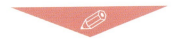

Die primäre Erfolgsrate liegt bei circa 70 Prozent. Die Langzeiterfolge sind allerdings etwas niedriger als bei der PTA. Die **Komplikationsrate** der Katheterlyse ist höher als die der Routineangioplastie.

Mögliche Komplikationen sind:

◆ *periphere Embolien*
◆ *Nachblutungen und stärkere Hämatome an der Punktionsstelle*

Medikamentöse Prophylaxe von Frühverschlüssen nach PTA

Die Nachsorge der dilatierten Patienten ist für die Langzeiterfolge von größter Bedeutung. Die beste Prophylaxe von Frühverschlüssen nach PTA stellt der frühzeitige Einsatz von Antikoagulantien und Thrombozytenfunktionshemmern dar. Wichtig ist die Vor- und Nachbehandlung mit Azetylsalizylsäure (ASS) in Kombination mit der intraarteriellen Injektion von 5000 bis 10 000 I. E. Heparin während der Dilatation.

Es ist bis zum jetzigen Zeitpunkt noch nicht entschieden, ob in der Rezidivprophylaxe nach PTA Thrombozytenfunktionshemmer der oralen Antikoagulation überlegen sind. In den meisten Zentren werden heute aber **Thrombozytenfunktionshemmer** verabreicht, wobei die optimale Dosis noch Gegenstand zahlreicher Studien ist. Sie haben den Vorteil des geringeren Blutungsrisikos und der leichteren Steuerbarkeit.

Ob **Kalziumantagonisten** die Prognose der Patienten nach PTA verbessern, ist bis zum jetzigen Zeitpunkt noch nicht geklärt. Sie können zumindest in der akuten Phase nach der Dilatation oft auftretende Gefäßspasmen zum Teil verhindern. Schließlich erfordert die Rezidivprophylaxe nach PTA den Einsatz all jener Prinzipien, die auch in der konservativen primären und sekundären Prävention von großer Wichtigkeit sind:

> **WICHTIG:**
> Beseitigung der Risikofaktoren wie Nikotinabusus, regelmäßiges Gehtraining sowie medikamentöse Durchblutungsförderung

3.5.4. Perkutane Atherektomie

Die perkutane Atherektomie stellt neben der Katheterdilatation und der Laser-Angioplastie eine neuartige **nichtoperative Methode** der Stenosebehandlung dar. Die Besonderheit dieses Kathetersystems liegt in einem von außen steuerbaren **Rundmesser**, das in die geöffnete Metallhülse der Katheterspitze integriert ist und stenosierendes **Plaquematerial „abhobeln"** kann. Das Gehäuse des von dem Amerikaner *J. Simpson* entwickelten Katheters hat auf einer Seite ein längliches Fenster. Dieses Fenster wird mit Hilfe eines auf der Rückseite des Gehäuses montierten Ballons gegen die Arterienwand gedrückt. Dadurch kann sich bei exzentrischen Plaques atheromatöses Material in die Öffnung vorwölben. Der Rotationskatheter wird dann vorgeschoben, und das mit Hilfe eines Minielektromotors in Rotation versetzte Messer schneidet den atherosklerotischen Plaque scheibchenweise ab. Das Material befindet sich in der Katheterhülse und kann dann entfernt werden (Abbildung 28).

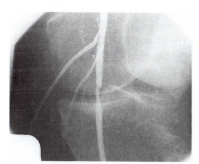
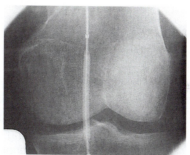
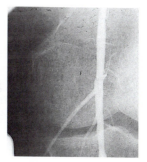

Abb. 28: Atherektomie einer exzentrischen Stenose der A. poplitea

Besonders geeignet für eine Atherektomie sind exzentrische und stark verkalkte stenosierende Plaques, die der üblichen Katheterdilatation nicht zugänglich sind. Durch Drehen des Katheters können auch konzentrische Plaques entfernt werden. Wichtig ist die konsequente Nachbehandlung der Patienten mit Thrombozytenfunktionshemmern, da diese Methode funktionell einer chirurgischen Thrombendarteriektomie gleicht.

3.5.5. Laser-Angioplastie (PTLA)

Die Leistungsfähigkeit der Katheterdilatation (PTA) ist bei der Behandlung langstreckiger Verschlüsse begrenzt. In diesen Fällen eröffnen sich jedoch heute mit der perkutanen transluminalen Laser-Angioplastie (PTLA) neue Möglichkeiten der Rekanalisation. Probleme bei der bisherigen Laser-Angioplastie waren, daß die Laser-Energie häufig eine Verletzung oder sogar Zerstörung der Gefäßwand verursachte. Jetzt sind spezielle Laser entwickelt worden, die die Laser-Hitze gezielter einsetzen. An der Metallspitze entstehen Temperaturen von 400°C, mit deren Hilfe die **Gefäßveränderungen verdampft** werden. Klinisch werden vorwiegend Argonlaser und Neodym-YAG (Yttrium-Aluminium Granet)-Laser eingesetzt. Eine Weiterentwicklung stellt der Excimer-Laser dar, der das atherosklerotische Material ohne Hitzentwicklung photoabladiert.

Die bisherigen klinischen Erfahrungen mit der Laser-Angioplastie haben allerdings die in die Methode gestellten **Erwartungen nicht erfüllt**. Gegenüber der konventionellen Katheterdilatation wurden Vorteile durch die Lasertechnik erhofft, vor allen Dingen, wenn langstreckige harte Gefäßverschlüsse vorliegen, die mit einem Katheter nicht passiert werden können. Ein weiterer Vorteil ist, daß aufgrund der Wirkungsweise der Laser – Verdampfung von biologischem Gewebe – periphere Embolien nicht auftreten sollten, was sich allerdings nicht bestätigt hat. Die vermuteten günstigen Effekte der Photoablation auf die Restenoserate ließen bisher ebenfalls keine Vorteile der Laserangioplastie gegenüber der konventionellen Ballonangioplastie erkennen. In den meisten Zentren wurde die Laser-Angioplastie mitlerweile wieder verlassen. Ob eine Erhöhung der Energieleitfähigkeit der Glasfasern ein Fortschritt bringen wird, bleibt weiteren Untersuchungen überlassen.

3.5.6. Gefäßschienen – Stents

Trotz der Weiterentwicklung der Angioplastie durch entscheidende Verbesserung des Kathetermaterials und der Einführung verschiedener Techniken der Rekanalisation sind alle Formen durch eine nicht unerhebliche Restenoserate belastet. Sie liegt bei 10 bis 30 Prozent bei günstiger Lokalisation der Gefäßstenosen und zwischen 50 und 80 Prozent bei langen Gefäßverschlüssen. Auch eine effektive medikamentöse Rezidivprophylaxe kann nicht immer einen Re-Verschluß verhindern. Nicht selten machen auch die Komplikationen der Angioplastien, wie Dissektion oder akuter Gefäßverschluß, eine dringliche Bypass-Operation erforderlich.

Bereits 1984 wurde von Dotter die Idee der endovaskulären Gefäßschiene geboren, um ein dilatiertes Gefäß offen zu halten. Diese **Endoprothesen**, auch **Stents** genannt, sind elastische Drahtgeflechte aus verschiedenen Legierungen. Sie werden im geschlossenen Zustand über einen Ballonkatheter eingeführt. Die Expansion des Ballons drückt das Metallgeflecht auseinander, bis die Schiene fest im Gefäß verankert ist. Auf diese Art kann das elastische Rückfedern der Arterienwand nach Ballonangioplastie verhindert werden, ebenso kann ein dissoziierter Gefäßlappen wieder angelegt werden. Man hofft auch, daß die reaktiven atherosklerotischen Veränderungen der Gefäßwand reduziert werden, was durch eine Verminderung der Wandspannung erzielt werden könnte. Während der Einheilung des Stents wird die Metalloberfläche von einer Neointima ausgekleidet, was gelegentlich auch als Intimahyperplasie imponieren kann.

Der Einsatz von Stents ist durch diese Hyperplasie in kleinen Gefäßen, wie in Koronararterien, limitiert. Hier ist zudem eine intensive Nachbehandlung erforderlich, um eine frühe Re-Thrombose zu verhindern. In großen Gefäßen, wie in Iliakalarterien, ist außer einer kurzen Heparinisierung keine spezielle Nachbehandlung erforderlich, **Die Langzeitergebnisse sind vielversprechend**. Die nächsten Jahre werden zeigen, welcher Stenttyp in welcher Gefäßregion und welche Nachbehandlung die besten Langzeitresultate liefert. Gute Ergebnisse wurden mit Stents in den Becken- und Nierenarterien erzielt. Die Indikation für Stents im femoropoplitealen Bereich ist sehr eng zu stellen, da hier die Methode durch eine hohe lokale Komplikationsrate belastet ist.

3.5.7 Sympathektomie

Zur symptomatischen Behandlung können die sympathischen Nervenfasern permanent oder kurzzeitig blockiert werden, wodurch zumindest eine vorübergehende Zunahme der Hautdurchblutung erzielt werden kann. Die Unterbrechung der Schweißsekretion ist meist von längerer Dauer.

Indiziert ist die Sympathikusblockade hauptsächlich bei akralen Durchblutungsstörungen der oberen und unteren Extremitäten als ergänzende Maßnahme. Die Wirksamkeit dieser Behandlung kann zunächst durch eine medikamentöse Grenzstrangblockade getestet werden; bevor man sich zur

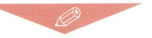
chirurgischen Sympathektomie entschließt. Als **additiver Eingriff** bei gefäßchirurgischen Operationen hat die Sympathektomie **an Bedeutung verloren**. Als nutzlos gilt eine chirurgische Ausschaltung des Sympathikus bei Diabetikern mit peripherer Neuropathie.

3.5.8. Systemische Lyse

In wenigen Fällen kann es erforderlich sein, eine systemische Lysetherapie durchzuführen. Analog zur Vorgehensweise bei venösen Thrombosen wird hierzu entweder das konventionelle Schema mit 100 000 I. E. **Streptokinase** pro Stunde i.v. bevorzugt oder die ultrahohe Dosierung mit 1, 5 Mio. I. E. pro Stunde über 6 Stunden und anschließender 18stündiger Pause bis zum nächsten Zyklus gewählt. Welches Verfahren und welches Fibrinolytikum Vorteile bietet, ist zur Zeit Gegenstand zahlreicher Studien. Insgesamt lassen sich akute thrombotische Verschlüsse der A. femoralis bei vorbestehenden arteriosklerotischen Läsionen bis zu 6 Wochen nach dem Ereignis mit einer Erfolgschance von etwa 60 Prozent lysieren. Die Ergebnisse bei Beckenarterienverschlüssen sind noch deutlich besser.

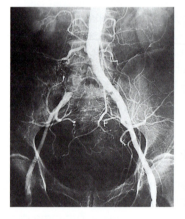
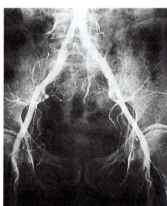

Abb. 29: Beckenarterienverschluß rechts. Zustand nach systemischer Lyse mit ultrahoch dosierter Streptokinase

3.5.9. Medikamentöse Therapie

Der früher übliche Einsatz von Vasodilatantien zur Vergrößerung des peripheren Gefäßradius erzielte nicht die erwartete Verbesserung der peripheren Durchblutung, da es auch zur Dilatation normal perfundierter Gefäße kam und klinisch in einzelnen Fällen zu einem Steal-Phänomen. Die The-

Therapie der pAVK

rapie mit reinen Vasodilatantien gilt deshalb heute als obsolet. **Neuere Ansätze** – abgeleitet aus dem Hagen-Poiseuille-Gesetz – haben die therapeutischen Möglichkeiten erweitert. Allgemein läßt sich die Durchflußmenge einer Arterie nach dem **Hagen-Poiseuille-Geset**z beschreiben. Es besagt, daß der Fluß direkt proportional dem Druckgradienten entlang des Gefäßes und der 4. Potenz seines Radius r und umgekehrt proportional der Länge l des Gefäßes und der Viskosität (η) des Blutes ist.

Theoretisch ergeben sich daraus die **Therapieansätze** bei der konservativen Behandlung der AVK

1. Erhöhung des Druckgradienten
2. Vergrößerung des Gefäßradius
3. Verbesserung der Fließeigenschaften des Blutes

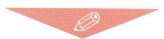

$$V = \frac{\pi r^4}{8\eta} \cdot \frac{p - p^l}{l} \cdot t$$

V = Volumen
r = Radius
l = Länge
η = Viskosität
p = Druck am Eingang
p^l = Druck am Ausgang
t = Zeit

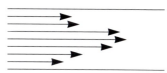

Strömung in einer Kapillare

Zu 1: Eine Vergrößerung des Druckgradienten über Gefäßstenosen durch proximale Druckerhöhung verbietet sich durch die zumeist gleichzeitig vorliegende Hypertonie. In ausgeprägten Fällen von Hypotonie und bei herzgesunden jüngeren Patienten kann jedoch die Gabe von **Mineralkortikoiden** oder **Epinephrin** erwogen werden. Eine Erhöhung des distalen Perfusionsdruckes ließe sich nur durch eine selektive Weitstellung der Kollateralen erreichen. Die therapeutische RR-Erhöhung spielt aber bei uns im Gegensatz zur Situation in anderen Ländern (z.B. Skandinavien) praktisch keine Rolle. Eine alleinige Senkung des Kollateralwiderstandes konnte bisher nur für **Azetylcholin**, **Prostaglandin E1** und tierexperimentell für **Buflomedil** nachgewiesen werden.

Zu 2: Eine Vergrößerung des peripheren Radius wurde früher durch den Einsatz von Vasodilatantien angestrebt. Dabei kam es aber auch zur Weitstellung der Gefäße in normal perfundierten Arealen und somit zum Steal-Phänomen.

Zu 3: In den letzten Jahren fand ein weiteres Konzept Eingang in die konservative Therapie der AVK: Die Beeinflussung der **Fließeigenschaften** des Blutes. Diese sind abhängig von der Zusammensetzung des Blutes und der schubspannungsabhängigen Interaktion seiner Bestandteile. Physikalisch gesehen, muß Blut als Aufschwemmung zellulärer Elemente im Plasma betrachtet werden.

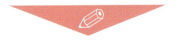

Aus der Kenntnis der Zusammensetzung des Blutes lassen sich drei Ansätze für eine therapeutische Beeinflussung seiner rheologischen Eigenschaften ableiten:

1. Verdünnung des Blutes (Hämodilution) durch z.B. Austausch von Blut gegen eine kolloidale volumenstabilisierende Lösung (HAES)
2. Reduktion der Plasmaviskosität durch Defibrinierung
3. Verbesserung der Fließfähigkeit der korpuskulären Bestandteile in der Mikrozirkulation

Der letzte Ansatz bedeutete noch vor wenigen Jahren ausschließlich die Beeinflussung der Erythrozytenverformbarkeit. Wenn die roten Blutkörperchen durch die Anhäufung saurer Stoffwechselprodukte rigider werden, ist die Passage der Endstrombahn erschwert, da die Gefäße zum Teil einen kleineren Durchmesser haben als die Erythrozyten. Mittlerweile hat man jedoch auch die Rolle der Leukozyten und Thrombozyten erkannt und vor allem ihrer bei Ischämie freigesetzten Mediatorsubstanzen. Diese Mediatoren können die Perfusion der Endstrombahn durch die Stimulation weiterer komplexer Mechanismen, wie Leukozytenaktivierung und Plättchenaggregation erschweren. Darüber hinaus kann es durch die Freisetzung von **Sauerstoffradikalen** zur Endothelschwellung kommen und somit zur Verlegung der Mikrogefäße. **Moderne vasoaktive Substanzen** versuchen in diese komplexen Pathomechanismen einzugreifen, um einen möglichen Circulus vitiosus zu unterbrechen.

3.5.9.1. Hämodilution / Volumentherapie

Eine geeignete Methode die Flußbedingungen sowie die Fließfähigkeit des Blutes zu verbessern stellt die Verdünnung der korpuskulären Bestandteile mit Hilfe einer kolloidalen, volumenstabilisierenden Lösung dar. Hinter einer hämodynamisch effektiven Stenose, die den Perfusionsdruck absinken läßt, baut sich in der Endstrombahn ein Circulus vitiosus auf, der in eine reversible oder irreversible Stase einmünden kann. Die Hämodilution mit Hilfe eines Volumenexpanders (HAES-steril® 10% oder 6%) kann hierbei isovolämisch (mit Aderlaß) oder hypervolämisch (Infusion von HydroxyEthyl Stärke) erfolgen. Liegt der Hämatokrit zu Beginn über 45 Prozent, wird nach einem Aderlaß von 200-500 ml die gleiche Menge durch HydroxyEthyl Stärke ersetzt. Dies soll an 2 oder 3 aufeinanderfolgenden Tagen geschehen, bis der Hämatokrit zwischen 38 Prozent und 40 Prozent liegt. Im Anschluß daran wird eine tägliche Infusion von HydroxyEthyl Stärke durchgeführt, um den Wiederanstieg des Hämatokrit zu verlangsamen. Da wiederholte Aderlässe zu einer reaktiven Thrombozytose führen, ist die begleitende Gabe eines Thrombozytenfunktionshemmers zu empfehlen.

Ziel-Ansätze für eine therapeutische Beeinflussung des Krankheitsbildes AVK:

- Verbesserung der Flußbedingungen des Blutes:
  - Herabsetzung des peripheren poststenotischen Strömungswiderstandes,
  - Erhöhung des Perfusionsdruckes.
- Verbesserung der Fließeigenschaften des Blutes:
  - Senkung des Hämatokrit,
  - Senkung des Fibrinogens,
  - Verminderung der Aggregation korpuskulärer Elemente (Erythrozythenaggregation).

Optimierte Versorgung des Gewebes mit Substraten

Liegt der **Hämatokrit** bereits zu Beginn unter 45 Prozent, empfiehlt sich die hypervolämische Hämodilution. Hier werden in 60 min 250–500 ml HydroxyEthyl Stärke infundiert. Die Anwendung von 10%iger oder 6%iger HAES (250 ml oder 500ml) richtet sich nach der kardialen Belastbarkeit, dem Hämatokrit und der Nierenfunktion. Bei älteren Patienten ist auf zunehmende Zeichen einer Herzinsuffizienz oder Volumenüberladung zu achten. Die Blutverdünnung resultiert über die Abnahme des venösen Widerstandes (Senkung der Nachlast) in einer Zunahme des Herzzeitvolumens. Bei streng isovolämischer Hämodilution erhöht sich die Herzfrequenz nicht, das Schlagvolumen nimmt als Folge des erhöhten venösen Ruhestromes deutlich zu.

Die Reduktion des venösen Widerstandes spielt besonders in den poststenotischen Low-flow-Arealen und den postkapillären Venolen die entscheidende Rolle (Abbildung 30). Die günstigen Effekte der Hämodilution sind durch zahlreiche experimentelle und klinische Studien belegt; so führt im Tiermodell der isovolämische Blutaustausch zu einer signifikanten Zunahme des muskulären Sauerstoffdrucks. Es zeigt sich, daß trotz der Abnahme der Sauerstoffträger das Gewebe durch die verbesserten Flußbedingungen des Blutes besser mit Substraten versorgt wird und damit dem Amputationsrisiko entgegengewirkt werden kann. Wir sehen die Indikation zur Hämodilution im Stadium III und IV und besonders auch bei einem hohen Hämatokrit im Stadium II.

Kontraindikationen bestehen bei dekompensierter Herzinsuffizienz, bereits vorhandener Anämie und einer Thrombozytose, sowie bei schweren Nierenleiden mit Serumkreatinwerten über 2 mg/dl.

3.5.9.2. *Defibrinogenisierung mit Schlangengiftproteasen:*

Ziel der Defibrinogenisierung ist es, Fibrinogen in Fibrinogenspaltprodukte zu zerlegen, wobei der Fibrinogenspiegel dosiert gesenkt werden soll. Fibrinogen erhöht die Blutviskosität, da es wesentlich zur Plasmaviskosität beiträgt und die Erythrozytenaggregation verstärkt. Durch eine deutliche Fibrinogenreduktion kommt es zu einer Abnahme der Blutviskosität, die um so ausgeprägter ist, je niedriger die verbleibenden Perfusionskräfte (Schubspannungen) sind.

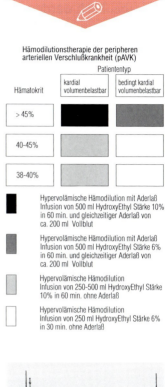

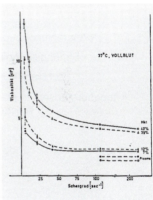

Abb. 30: Viskosität und Hämatokrit

Therapeutisch werden zwei Schlangengifte zur Defibrinierung eingesetzt

- Ancrod (Arwin® aus dem Toxin von Agkistrodon rhodostoma)
- Batroxobin (Defibrase® aus Bothrops-atrox-Toxin).
  Beide Enzyme haben eine thrombinähnliche Aktivität.

Praktisches Vorgehen: Ancrod kann sowohl i.v. in Form von Kurzinfusionen als auch subkutan verabreicht werden. Während der ersten vier Behandlungstage werden 70 I.E/die Ancrod subkutan injiziert. Der therapeutische Bereich des Fibrinogenwertes liegt zwischen 0,4 und 0,8 g/l (Normalwert 1,7 bis 4,0 g/l). Als Erhaltungsdosis sind meist 1/2 bis 2 Ampullen Arwin®/die (= 35-140 I.E. pro Tag) erforderlich. Zur Verhinderung von thrombotischen Komplikationen ist gleichzeitig eine Low-dose-Heparin-Prophylaxe durchzuführen (3 x 5000 I. E. subkutan) oder eine entsprechende Therapie mit niedermolekularem Heparin. Die Kontraindikationen für eine Defibrinogenisierungstherapie sind in Tabelle 13 aufgelistet.

Kontraindikationen für eine Defibrinisierung
- hämorrhagische Diathese
- weniger als 24 h zurückliegende Behandlung mit Aktivatoren oder Inhibitoren der Fibrinolyse oder Plättchenaggregation oder mit Dextran
- Blutungskomplikationen im Verdauungs-, Urogenital- oder Atmungstrakt
- schwere Hypertonie und jede Situation mit drohender Hirnblutung
- Arterienprothesen, Implantation vor weniger als 4 Monaten, Gefäßchirurgie vor weniger als 3 Wochen u. a. chirurgische Eingriffe vor weniger als 7 Tagen
- schwere Leber- und Nierenerkrankung
- Endotoxinämie (zum Beispiel Bakterienendokarditis)
- Schwangerschaft

Tabelle 13

Nachteile der Defibrinogenisierung:

- Wegen einer ausgeprägten Blutungsneigung sollte die Therapie unter stationären Bedingungen eingeleitet werden.
- Hohe Kosten
- Therapie ist auf circa 4 Wochen begrenzt. Eine dann einsetzende Antikörperproduktion läßt trotz fortgesetzter Medikation den Fibrinogenspiegel wieder ansteigen. In diesem Fall kann allerdings auf das Präparat Defibrase® gewechselt werden.
- Die Behandlungsergebnisse sind widersprüchlich. Es gibt nach wie vor keine kontrollierte Untersuchung, die die Wirksamkeit der Therapie untermauert.

Aus all diesen Gründen wird die Defibrinierung heute nicht mehr systematisch in vielen Angiologischen Zentren eingesetzt. Neben den Schlangengiftproteasen führen auch andere Medikamente zu einer Senkung der Fibrinogenspiegel. So ist bekannt, daß **Lipidsenker**, wie Bezafibrat (Cedur® und Cedur® ret.) und Fenofibrat (Normalip®) pathologisch erhöhte Fibrinogenspiegel absenken können. Diese Substanzen sind deshalb die Mittel der Wahl zu Behandlung einer Hyperlipoproteinämie, wenn gleichzeitig eine periphere arterielle Verschlußkrankheit vorliegt. Auch Abkömmlinge des Clofibrats, wie zum Beispiel Etofyllinclofibrat (Duolip®) und Etofibrat (Lipanthyl®) haben ähnlich günstige Effekte auf die Blutrheologie.

Alternativ zur Defibrinogenisierungstherapie mit Ancrod (Arwin®) und Batroxobin (Defibrase®) wird heute bei hohem Fibrinogenspiegel im Stadium der kritischen Ischämie in manchen Fällen eine systemische **niedrigdosierte intravenöse Urokinase-Therapie** eingesetzt zur Senkung des Fibrinogenspiegels.

Die Dosierung sollte bei 250 000 bis 500 000 I. E. Urokinase/die liegen. Die Infusionszeit kann auf 30 min beschränkt werden. Tägliche Gerinnungsanalysen, insbesondere Messungen der Fibrinogenspiegel, sind erforderlich. Die Fibrinogenspiegel sollte dabei nicht unter 100 mg/dl absinken. Die Blutungsgefahr ist relativ gering.

Die von manchen Arbeitsgruppen beobachteten Therapieerfolge im Stadium III und IV der Verschlußkrankheit beruhen sicherlich nicht nur auf einer thrombolytischen Rekanalisation. Im Vordergrund steht ein günstiger Einfluß auf die Blutfließeigenschaften, insbesondere ein Abfall der Plasmaviskosität. Die klinische Wirksamkeit dieser relativ neuen Behandlungsmethode muß allerdings noch in prospektiven kontrollierten Studien untersucht werden.

3.5.9.3. Vasoaktive Pharmaka

Die moderne medikamentöse Therapie wird mit vasoaktiven Pharmaka durchgeführt, dies sind Substanzen, die sich durch multiple Wirkungen auf die Mikrozirkulation auszeichnen. Ein rein vasodilatierender Effekt ist demgegenüber, wie bereits ausgeführt, weit in den Hintergrund gerückt. Die Erkenntnis, daß jede Makroangiopathie mit einer Störung der

Perfusion in der Endstrombahn verbunden ist, hat die Suche nach **neuen Wirkprinzipien** stimuliert. Die Beeinflussung der korpuskulären Bestandteile des Blutes, der Mediatorsubstanzen ischämischer Reaktionen, der endothelialen Dysfunktion oder zellulärer Faktoren wie des Sauerstoffverbrauchs wird heute als therapeutischer Wirkmechanismus angestrebt.

Multiple Angriffspunkte in der Mikrozirkulation

Die Beeinflussung der korpuskulären Bestandteile reicht dabei von der Erhöhung der Erythrozytenflexibilität über eine Hemmung der Aggregation von roten Blutkörperchen und Blutplättchen bis hin zu einer Reduktion der Leukozytenaktivierung. Die Wirkung und Freisetzung ischämieinduzierter Mediatoren soll antagonisiert werden. Alle vasoaktiven Substanzen haben multiple Angriffspunkte in der Mikrozirkulation, wobei gewisse Unterschiede im Wirkungsmechanismus bestehen. Den klinischen Wirksamkeitsnachweis haben alle Substanzen angetreten, wobei dem Krankheitsstadium entsprechend ausgewählt werden muß. Um einen relativ schnellen Therapieerfolg zu erzielen, ist die Infusionsbehandlung über 2-4 Wochen der oralen Gabe vorzuziehen.

Die Frage, ob die genannten Substanzen zur Verlangsamung der Arteriosklerose beitragen können, bleibt Gegenstand weiterer Studien und kann zum gegenwärtigen Zeitpunkt nicht zufriedenstellend beantwortet werden. Nachfolgend werden die wichtigsten vasoaktiven Medikamente und ihr Wirkmechanismus in alphabetischer Reihenfolge beschrieben. Die Dosierungen sind der Tabelle zu entnehmen.

Buflomedil

Buflomedil wird seit 1976 bei peripheren und zerebralen Durchblutungsstörungen eingesetzt und zeichnet sich durch eine Reihe von Effekten in der Mikrozirkulation aus. So inhibiert Buflomedil die **alpha-Adrenorezeptoren** der glatten Gefäßmuskulatur und gilt damit als **schwacher Vasodilatator**. Die rheologischen Eigenschaften des Blutes werden verbessert durch eine Reduktion der Plättchenaggregation und eine gesteigerte Erythrozytenverformbarkeit. Die ischämiebedingte Aktivierung der Leukozyten wird reduziert. Schwache **Kalzium-antagonistische Effekte** sind beschrieben. Im Tierversuch konnte eine Senkung des Kollateralwiderstandes gezeigt werden. Weiterhin wird eine Senkung des Sauerstoffverbrauches postuliert.

Klinische Studien zeigen eine Wirksamkeit der Substanz gegenüber Placebo in allen Stadien der AVK. Vergleichende Untersuchungen mit Naftidrofuryl und Pentoxifyllin liegen vor. Eine Überlegenheit gegenüber anderen vasoaktiven Substanzen konnte nicht eindeutig belegt werden. Die orale Gabe ist für die kritische Ischämie ungeeignet.

Naftidrofuryl

Der Wirkmechanismus von Naftidrofuryl unterscheidet sich etwas von dem anderer vasoaktiver Substanzen. Als wichtigstes Wirkprinzip wird die **Blockade der serotonergen S2-Rezeptoren** angesehen, wodurch selektiv die S2-vermittelte Serotoninwirkung verhindert wird. Serotonin wird in den enterochromaffinen Zellen des Gastrointestinaltraktes gebildet und von vorbeiströmenden Thrombozyten aufgenommen und gespeichert. Unter physiologischen Bedingungen werden von den Blutplättchen nur geringe Mengen an Serotonin freigesetzt, das an S1-Rezeptoren der Endothelzellen bindet und zur EDRF-abhängigen Vasodilatation führt. Bei einer starken Aktivierung der Thrombozyten, sei es im Rahmen einer Gefäßverletzung, über der aufgebrochenen Oberfläche eines Plaques oder in der turbulenten Strömung einer Stenose, werden große Mengen an Serotonin freigesetzt, die zu einer weiteren Aktivierung der Thrombozyten führen. Gleichzeitig werden subendotheliale S2-Rezeptoren besetzt, deren Aktivierung eine ausgeprägten Konstriktion im arteriellen und venösen Bereich bewirkt.

Diese im Rahmen einer Blutstillung sinnvolle Vasokonstriktion verliert ihre protektive Wirkung bei einer Aktivierung von Thrombozyten über atherosklerotischen Läsionen. Hier resultiert sie in einer weiteren Verschlechterung der peripheren Perfusion. Besonders ausgeprägt ist die Reaktion auf Serotonin im Alter, bei arterieller Hypertonie und bestehender Gefäßwandveränderungen. Sehr Serotonin-sensitiv sollen besonders Kollateralgefäße sein. In der Endstrombahn induziert Serotonin eine Erhöhung der Kapillarpermeabilität, was zu einem vermehrten Flüssigkeitsaustritt ins Gewebe führt. Somit kann der daraus resultierende Anstieg des Gewebedruckes die Perfusion der Endstrombahn weiter verschlechtern. Weiterhin erhöht Naftidrofuryl die **Verformbarkeit der Erythrozyten** bei gleichzeitiger Verminderung ihrer Aggregationsneigung. Auf zellulärer Ebene soll die **Sauerstoffutilisation** verbessert werden.

Klinische Studien in der Behandlung periphere Durchblutungsstörugen liegen für Naftidrofuryl für alle Stadien der AVK vor. Für die kritische Ischämie ist die parenterale Applikation vorzuziehen. Vergleichende Untersuchungen mit Prostacyclin und Prostaglandin E_1 sind an kleineren Kollektiven durchgeführt worden. Die antithrombotische Wirkung von Naftidrofuryl bezüglich der Offenheitsrate von femoropoplitealen Bypässen (PTFE) scheint der von ASS überlegen zu sein. Eine Beeinflussung des atherosklerotischen Prozesses, gemessen am Plaquevolumen, weist ebenfalls auf eine bessere Wirksamkeit des Serotoninantagonisten gegenüber ASS hin. Dies muß allerdings noch in weiteren Studien untermauert werden.

Pentoxifyllin

Pentoxifyllin verbessert die periphere Durchblutung hauptsächlich über eine Beeinflussung der Fließfähigkeit des Blutes. So wird die **Verformbarkeit der Erythrozyten** erhöht, die besonders in low flow Gebieten vermindert ist. In mehreren Untersuchungen wurde ein Einfluß auf die **Leukozytenrheologie** dokumentiert. So vermindert Pentoxifyllin die ischämieinduzierte Aktivierung und Versteifung der neutrophilen Granulozyten, wodurch die Verlegung der Endstrombahn durch rigide Leukozyten reduziert werden kann. **Weniger Sauerstoffradikale** werden freigesetzt, was die Endothelschädigung mit nachfolgenden Endothelödem und weiterer Verlegung der Endstrombahn limitiert. Gleichzeitig ist die Ausschüttung anderer Mediatorsubstanzen, die zum Beispiel zu einer Plättchenaktivierung oder Vasokonstriktion führen, vermindert.

Eine **thrombozytenfunktionshemmende** Wirkung ist für Pentoxifyllin selbst beschrieben, die aber geringer als die von ASS ist. In Einzelfällen kann ASS durch Pentoxifyllin ersetzt werden. Die klinische Wirksamkeit ist für Pentoxifyllin in vielen Studien dokumentiert, wobei die Indikation für die orale Gabe wie bei den anderen vasoaktiven Substanzen nur für das Stadium II gegeben ist.

Ginkgo biloba-Extrakte

Ginkgo Präparate gehören zu den meist rezeptierten beziehungsweise selbstverordneten Substanzen, weswegen sie hier kurz beschrieben werden. Der Extrakt des Ginkgo Baumes soll hauptsächlich die rheologischen Eigenschaften des Blutes verbessern. Eine Steigerung der Erythrozytenverformbarkeit und Hemmung der Thrombozytenaggregation wurde in vitro gezeigt. Placebokontrollierte Studien und Vergleichsuntersuchungen mit anderen vasoaktiven Medikamenten liegen bei Patienten mit Claudicatio intermittens vor. Im Vergleich zu Placebo konnte in einer kleineren Versuchsserie eine signifikante Zunahme der schmerzfreien und maximalen Gehstrecke erzielt werden.

Die Wirkung auf die Gehstreckenentwicklung scheint dem anderer vasoaktiver Substanzen vergleichbar, wie in einigen Studien an kleineren Patientenkollektiven gezeigt werden konnte. Besonders bei **cerebralen Durchblutungstörungen** und **Tinnitus** werden Ginkgo biloba-Präparate häufig eingesetzt. Ein vigilanzsteigernder Effekt ist dokumentiert. Ginkgo Extrakte stehen zur oralen Anwendung zur Verfügung. Für das Stadium III der AVK oder gar die kritische Ischämie mit Gangrän besteht keine Indikation.

Vasoaktive Substanzen zur oralen und intravenösen Anwendung

vasoaktive Substanzen: oral	durchschnittl. Tagesdosis
Buflomedil	450-600 mg
Naftidrofuryl	300 mg
Pentoxifyllin	800-1200 mg
Ginkgo biloba (nur oral)	120 mg

Energiereiche Phosphate:

Das Gemisch aus den *energiereichen Phosphaten* ATP, ADP, AMP war eine der ersten Lösungen zur intraarteriellen Infusionstherapie. Wegen einer unzureichenden chemischen Beschreibung dieses Gemisches wurde es allerdings vom Markt genommen. Erst die Herstellung von reinen Natrium-**Adenosintriphosphat** (Arteriotonin®) ermöglichte die Zulassung dieser Substanz zur Behandlung arterieller Durchblutungsstörungen. ATP wirkt stark **vasodilatierend**, zusätzlich wurden in den letzten Jahren Effekte am Endothel gefunden wie die **Induktion von EDRF- oder PGI$_2$ - Bildung**, so daß der therapeutische Erfolg nicht nur auf der massiven Vasodilatation zu beruhen scheint. Stealphänomene treten bei intraarterieller Infusion relativ häufig auf.

ATP steht zur Behandlung der peripheren Durchblutungsstörungen nur intraarteriell zur Verfügung. Durchschnittlich werden 40 - 100 mg ATP in 100 - 250 ml NaCl über 90 min in die A. femoralis infundiert. Systemische Effekte sind bei intraarterieller Gabe aufgrund der kurzen Halbwertszeit nicht zu erwarten.

Prostaglandine

Ein neues Kapitel in der medikamentösen Therapie der AVK wurde durch die Einführung der Prostaglandine eröffnet. Von Euler beschrieb 1935 ein hochaktives Lipid mit blutdrucksenkenden und darmerregenden Eigenschaften. Da er annahm, die Substanz werde in der Prostata gebildet, führte er den Begriff Prostaglandin ein. Heute werden unter dem Begriff Prostaglandin die **Peroxidationsprodukte der Arachidonsäure** subsummiert. Semantisch nicht ganz korrekt wird auch die Bezeichnung Prostanoid für alle Cyclooxygenasemetaboliten benutzt. Als Oberbegriff für alle Metabolite der Cyclooxygenase und Lipoxygenase wird heute die Bezeichnung Eicosanoide vorgeschlagen. Im allgemeinen klinischen Sprachgebrauch konnte sie den ursprüngliche Begriff Prostaglandin jedoch nicht verdrängen.

Die wichtigsten Substanzen bei der Therapie arterieller Durchblutungsstörugen sind zur Zeit Prostaglandin E$_1$ und stabile Prostaglandin-I$_2$-Analoga (Prostazyklinanaloga), die einen körpereigenen **Antagonisten des Thromboxan A2** darstellen. Dieses Gleichgewicht ist bei arteriosklerotischer Gefäßwand gestört, so daß die exogene Zufuhr logisch erscheint. Die Wirkungen der Prostaglandine auf die Mikrozirkulation sind vielfältig.

Prostaglandin E$_1$: Prostaglandin E$_1$ (PGE$_1$) wurde erstmals 1973 von Carlson in die Therapie der peripheren Ischämie eingeführt. PGE$_1$ wirkt abhängig von der Dosis und dem Verabreichungsweg vasodilatierend, wobei die günstigen Effekte in der Endstrombahn nicht primär auf einer Weitstellung der Arteriolen beruhen. Die **Modulation der rheologischen Eigenschaften** aller Blutbestandteile und Effekte am Endothel stehen hierbei im Vordergrund. Die Fließfähigkeit der Erythrozyten wird erhöht, die Thrombozytenaggregation reduziert, die ischämieinduzierte Aktivierung der Leukozyten wird vermindert und so die bereits beschriebenen negativen Auswirkungen einer Leukozytenaktivierung in der Endstrombahn abgeschächt. Weiterhin ist ein Endothel-protektiver Effekt dokumentiert, sowie eine Hemmung der Proliferation glatter Muskelzellen der Gefäßwand. Darüber hinaus gibt es Hinweise für eine Modulation des Lipidstoffwechsels (Tabelle 14).

Die klinische Effektivität in den verschiedenen Stadien der AVK wurde in zahlreichen plazebokontrollierten Untersuchungen nachgewiesen. Besonders erfolgversprechend ist die Anwendung in den Stadien III und IV. Eine Erweiterung des Indikationsbereiches auf das Stadium II der AVK ist beantragt. Die Gabe von Prostaglandin E_1(Prostavasin®) kann intraarteriell oder intravenös erfolgen.

Intraarterielle Gabe von Prostaglandin E_1

Zunächst wurde nur der intraarteriellen Anwendung ein therapeutischer Effekt zugesprochen, da über 90 Prozent der Substanz bei der ersten Lungenpassage metabolisiert werden. Zudem wurde die Vasodilatation als alleiniges therapeutisches Prinzip überbewertet. Erst mit genauer Erforschung der Eigenschaften und Wirkungen von Prostaglandinen in der Endstrombahn wurde davon abgerückt. Die direkte Infusion von PGE_1 in die A. femoralis oder A. brachialis hat sich in vielen klinischen Untersuchungen als effektive und nebenwirkungsarme Methode bewährt.

Zwar wurden besonders von chirurgischer Seite immer wieder **Einwände** hervorgebracht, wie wiederholte Traumatisierung der Arterienwand, Manipulationen im späteren Operationsgebiet und damit erhöhte Infektionsgefahr, sowie die Befürchtung, Plaques zu mobilisieren. Alle diese Einwände bewiesen sich jedoch in geübter Hand als nicht relevant. So kommt es durch die wiederholte Punktion der A. femoralis zwar zur einer Verdickung der Gefäßwand, aber nicht zu einer Lumeneinengung. Infektionen im Punktionsgebiet sind, außer bei der Anwendung von Port-Systemen, nicht beschrieben worden. Empfehlenswert ist aber dennoch, aus Sicherheitsgründen von einer intraarteriellen Therapie Abstand zu nehmen, wenn in den nächsten 14 Tagen eine Operation im Bereich der A. femoralis communis geplant ist. Eine Plaquemobilisierung ist theoretisch denkbar, wurde jedoch von uns bei einigen tausend Infusionen nicht beobachtet.

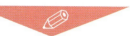

Angriffspunkte von PGE_1

Vasodilatation
Erythrozytenflexibilität
Erythrozytenaggregation
Thrombozytenfunktion
Endothelprotektion
Glatte Muskelzellen
Lipidstoffwechsel

Tabelle 14

Therapie der pAVK

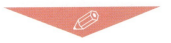

PGE$_1$ wird intraarteriell mit 10 µg (1/2 Ampulle Prostavasin®) auf 50 ml NaCl dosiert. Die **Punktion** wird mit einer 1er oder 2er Kanüle durchgeführt, die bereits über das gefüllte Schlauchsystem mit der Perfusorspritze verbunden ist. Die Nadel wird in der Leiste senkrecht durch die Haut gestochen. Bei intraluminaler Lage steigt sofort pulsierend Blut im Schlauchsystem hoch. Sollte dies bei sehr niedrigen Blutdruck nicht beobachtet werden, wird der Schlauch an der Perfusorspritze abgeschraubt, jetzt kann auch bei hypotensiven RR-Werten ein pulssynchrones Aufsteigen der Blutsäule im Verbindungsschlauch gesehen werden. Danach wird die Nadel befestigt und sorgfältig überwacht. Disloziert die Kanüle und PGE$_1$ läuft paravasal, wird die Infusion abgebrochen und am nächsten Tag fortgesetzt. Spezifische Maßnahmen sind nicht notwendig.

Während der Infusion berichtet ein Teil der Patienten über **Wärmegefühl** oder **Spannungsgefühl**, das aber meist nicht als unangenehm empfunden wird. Sollten stärkere Beschwerden oder Schmerzen auftreten, kann die Infusion mit halber Geschwindigkeit fortgesetzt werden. Selten kommt es zu Umverteilungsphänomenen, die so schmerzhaft sind, daß sie eine Beendigung der Infusion erzwingen. Meist kann auch hier mit niedriger Dosis beziehungsweise reduzierter Infusionsgeschwindigkeit weiterbehandelt werden.

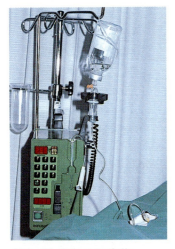

Abb. 31: Intraarterielle Prostaglandininfusion

Intravenöse Infusionstherapie mit Prostaglandin E$_1$ auf rationale Basis gestellt

Für PGE$_1$ liegen mittlerweile zahlreiche Studien über die klinische Wirksamkeit bei intravenöser Anwendung vor, allerdings muß PGE$_1$ i.v. höher dosiert werden als i.a. Es ist der Nachweis gelungen, daß auch die Metabolite des PGE$_1$ stoffwechselaktiv sind, wodurch die intravenöse Anwendung auf eine rationale Basis gestellt wurde. Hierzu werden 60 µg PGE$_1$ (3 Ampullen Prostavasin®) in 100 - 250 ml Kochsalz gelöst und über 2 Stunden infundiert. Die Menge der Trägerlösung richtet sich nach der kardialen Situation des Patienten. Wir bevorzugen aufgrund der hohen Koinzidenz von KHK und AVK die niedrige Menge von 100 ml NaCl.

Bei der Infusion über eine Vene am Handrücken kann gelegentlich eine **Phlebitis-artige Rötung der Venen** beobachtet werden. Diese entspricht einer lokalen Hyperämie der Venen und darf nicht mit einer echten Thrombophlebitis verwechselt werden, zumal die Rötung nach Beendigung der Infusion schnell wieder voll reversibel ist. Andere **Nebenwirkungen** wie RR Abfall, Schwindel, gastrointestinale Symptome sind selten und weniger schwerwiegend. Nach Unterbrechung der Infusion sind sie meist innerhalb kurzer Zeit verschwunden.

Ein Abbruch der Therapie ist praktisch nie notwendig. Die Infusionsbehandlung wird über 2 - 4 Wochen täglich durchgeführt. Nach 2 Wochen läßt sich bereits ein klinischer **Erfolg** feststellen in Form einer Abnahme des Ruheschmerzes oder einer Verlängerung der Gehstrecke. Sollte nach 2 Wochen überhaupt keine Änderung der Situation eingetreten sein, muß von einem Nonresponder ausgegangen werden. Eine weitere Infusionstherapie mit PGE_1 ist dann sinnlos. Die **Rate der Nonresponder** liegt zwischen 20 und 30 Prozent. Die Indikation für eine i.v. Therapie ist gegeben für die Claudicatio intermittens mit kurzer Gehstrecke sowie die kritische Ischämie mit Ruheschmerz oder Nekrosen. Adjuvant kann PGE_1 nach PTA oder Bypässen im femorocruralen Bereich gegeben werden, um den peripheren Abstrom zu verbessern.

Günstige Ergebnisse werden ebenfalls bei der Behandlung gemischter arterieller und venöser Ulzera berichtet. Erste Untersuchungen sprechen für eine Heilungsförderung auch beim reinen Ulcus cruris venosum.

Intravenöse Therapie mit Prostacyclin

Iloprost ist ein stabiles Prostacyclin-I_2-Analogon, welches in der Lunge nicht abgebaut wird, so daß über ihre intravenöse Wirksamkeit kein Zweifel besteht. Prostacyclin (PGI_2) ist der natürliche **Gegenspieler von Thromboxan A_2**, ihr Gleichgewicht ist bei atherosklerotisch gestörter Endothelfunktion verschoben. Die Wirkung von PGI_2 sind in der Mikrozirkulation sind vielfältig und entsprechen teilweise denen von PGE_1, wobei die Hemmung der Thrombozytenfunktion stärker ausgeprägt ist. Eine Vergleichstudie zwischen PGI_2 und PGE_1 bei kritischer Ischämie wurde durchgeführt, die Ergebnisse sind allerdings noch nicht publiziert.

PGI_2 ist seit 1993 als Ilomedin® im Handel. Ilomedin® wird nur intravenös angewendet, die **Kreislaufeffekte** sind stärker als bei PGE_1, weshalb man sich langsam an die übliche Dosierung herantasten muß. Die durchschnittliche Dosis liegt zwischen 0.5 und 2ng/kg Körpergewicht pro min über 6 h täglich. Ilomedin® ist in Deutschland zunächst nur für die Behandlung der **Thrombangitis obliterans** zugelassen, eine Erweiterung der Indikation für das Stadium III und IV der AVK ist beantragt.

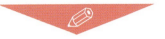

Trends und Fortschritte der Prostaglandin-Anwendung

Ein Nachteil der Therapie mit Prostaglandinen liegt in der relativ **langen Infusionsdauer**, so daß nach galenischen Veränderungen gesucht wird, die es ermöglichen diese Substanzen zu injizieren. Eine Möglichkeit liegt in der Kopplung von PGE_1 an Lipidpartikel; diese Zubereitung wird Lipo PGE_1 genannt. Die Lipide werden langsam abgebaut und PGE_1 kontinuierlich freigesetzt. Diesen Partikeln wird zusätzlich eine gewisse Targetfunktion zugesprochen. Lipo PGE_1 ist zur Zeit in der klinischen Erprobung.

Ein weiterer Fortschritt wird möglicherweise in der **oralen Anwendung** zu sehen sein, da bereits in frühen Stadien der Atherosklerose, wenn die Endothelfunktion schon gestört ist, aber noch keine signifikanten Durchblutungsstörungen vorliegen, das Defizit an körpereigenem PGI_2 ausgeglichen werden kann. Erste Versuche mit oralen Prostacyclin Analoga sind bereits durchgeführt worden. Alle Substanzen sind aber durch ausgeprägte **gastrointestinale Nebenwirkungen** belastet.

Wenn die Verträglichkeit der oralen Analoge gegeben ist, muß neben einer Wirksamkeit bei bereits bestehenden Durchblutungsstörungen auch ihr protektiver Effekt in Langzeitstudien nachgewiesen werden. Neuerdings sind sogar transdermale Prostaglandine im Stadium der klinischen Prüfung.

Intraarterielle Infusion über Portsysteme

Durch die intravenöse Anwendbarkeit der Prostaglandine hat die intraarterielle Infusionstherapie über implantierbare Portsysteme an Bedeutung verloren, wird jedoch noch an einigen Zentren durchgeführt. Patienten mit peripherer arterieller Verschlußkrankheit im Stadium III und IV benötigen oft eine Langzeitbehandlung sowohl mit Antibiotika als auch mit vasoaktiven Substanzen. Obwohl die täglich einmalige Punktion einer Arterie vielfach erprobt und komplikationsarm ist, bieten diese Portsysteme in der Langzeitbehandlung möglicherweise doch Vorteile.

Problematisch sind mehrfache Direktpunktionen für den Chirurgen immer dann, wenn ein gefäßchirurgischer Eingriff erforderlich wird (zum Beispiel Infektionsgefahr). Die implantierten Kathetersysteme können wochenlang im arteriellen Gefäß verbleiben. Für die Infusion wird die Silikonmembran des Portgehäuses perkutan anpunktiert. Die Infusion selbst erfolgt über eine Perfusionspumpe. Je nach klinischen Erfordernissen erfolgt die Behandlung kontinuierlich oder durch Pausen unterbrochen (Abbildung 32).

3.5.9.4. Iatrogene Spritzenschäden

Komplikationen paravenöser Injektionen: Irreversible Schäden nach paravenösen Injektionen sind häufiger als regelmäßig angenommen wird. In der Regel bleiben aber paravenöse Infiltrate für den Patienten ohne schädigende Auswirkung. Unter konservativer Behandlung mit **Salbenverbänden, Kühlung und Hochlagerung** der betroffenen Extremität sind Symptome schon nach kurzer Zeit nicht mehr nachweisbar. Schädigungsmöglichkeiten sind gegeben durch die unmittelbare Nachbarschaft von Vene und Arterie. Paravasate können zu **arteriellen Gefäßspasmen** führen. So sind irreversible Schäden nach paravenöser Applikation von Sympathikomimetika aufgetreten. Ein besonderes Problem stellen die **Nekrosen** von paravenös applizierten Zytostatika dar.

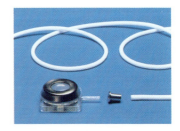

Abb. 32: Portsystem

Bei versehentlichen paravenösen Injektionen wird folgende Therapie empfohlen:

◆ *Verdünnung der Konzentration der injizierten Lösung durch Infiltration des betroffenen Gebietes mit 10 ml einprozentiger Procain-Lösung. Dadurch wird gleichzeitig eine ausreichende Analgesie erreicht.*
◆ *Die Extremität sollte dann mit feucht-warmen Umschlägen umwickelt werden. Eine Verdünnung der extravasal injizierten Substanz kann auch durch die örtliche Injektion von 0,9 prozentigem Natriumchlorid erzielt werden. Die infiltrierende Gabe von Hyaluronidase beschleunigt die Diffusion des Medikamentendepots in das umgebende Gewebe.*

Komplikationen nach intraarteriellen Infusionen: Intraarterielle Injektionen werden in vielen Angiologischen Zentren regelmäßig durchgeführt. Bei Durchblutungsstörungen der unteren Extremität erfolgt zumeist die Punktion der A. femoralis communis. Bei akralen Durchblutungsstörungen wird häufig die A. brachialis punktiert. Mögliche Komplikationen nach einer arteriellen Punktion sind:

- thrombotische Gefäßokklusion
- Vasospasmus
- Hämatom
- Aneurysma spurium
- Nervenläsion
- Infektion durch bakterielle Kontamination

Diagnostik

Versehentliche intraarterielle Injektionen müssen nicht immer mit schweren Schäden einhergehen.

Als erstes **Symptom** einer versehentlich i.a. gesetzten Injektion wird nahezu immer ein heftiger, nach distal ausstrahlender **Schmerz** beschrieben (zum Beispiel „brennende Hand" oder „brennender Fuß"). Dem Initialschmerz nach i.a. Injektion kann eine kurzzeitige **Hyperämie** der betroffenen Extremität folgen. Anschließend tritt eine **Ischämie** distal des Injektionsortes auf, die in eine an den Akren beginnende **Zyanose** übergeht.

Therapie: Nach einer versehentlichen i.a. Injektion sollte die Kanüle zunächst an Ort und Stelle belassen werden. Es empfiehlt sich eine sofortige i.a. Heparininjektion (5000 I.E.) zur Vermeidung beziehungsweise Begrenzung einer Thrombose. Im Anschluß daran empfiehlt sich eine Heparinbehandlung (subkutan oder intravenös) über einen Zeitraum von 10-15 Tagen; Zur Verbesserung der Mikrozirkulation sollte niedermolekulares Dextran oder Hydroxyäthylstärke eingesetzt werden. Zur Durchbrechung der schmerzbedingten Vasokonstriktion empfiehlt sich **Morphium**. Eine generelle Gabe von Steroiden wird heute nicht mehr empfohlen.

Prophylaxe von versehentlichen intraarteriellen Infusionen

Grundsätzlich sollte jeder ungewöhnliche Schmerz bei der Injektion zum zumindest vorläufigen **Abbruch** führen. Bei Injektionen ist der ulnare Bereich der Ellenbogen nach Möglichkeit zu vermeiden. Während einer i.v. Injektion sollte der Arm nicht in Abduktion und Supination gelagert werden. Vor der Punktion soll das Gefäß sorgsam palpiert werden. Kommt es zu einem pulssynchronen Rückfluß in der Kanüle oder im Infusionssystem, besteht der Verdacht auf eine arterielle Punktion. Fertigspritzen ohne ausreichende Aspirationsmöglichkeit sollten nicht verwendet werden.

Thromboxansynthetase-Hemmer und Thromboxan-Antagonisten

Thromboxan A_2 ist **vasokonstringierend** und führt zu einer ausgeprägten Steigerung der **Thrombozytenaggrega-**

tion. In den letzten Jahren wurden Medikamente entwickelt, die die Thromboxansynthetase selektiv hemmen und somit aus theoretischer Sicht zu einer überwiegenden Prostazyklinwirkung führen sollten.

Thromboxansynthetasehemmer (zum Beispiel Dazoxiben®) haben sich allerdings weder im Stadium der kritischen Ischämie bei arterieller Verschlußkrankheit noch bei der Behandlung der koronaren Herzkrankheit beziehungsweise des Raynaud-Phänomens bewährt. Dasselbe gilt auch für den Araboxan-Antagonisten Daltroban.

Besonderheiten der antibiotischen Therapie bei AVK

In allen Fällen einer lokalen bakteriellen Superinfektion ist nach entsprechender Keim- und Resistenzbestimmung eine systemische Antibiotikatherapie gerechtfertigt. Es ist allerdings zu berücksichtigen, daß die Gewebekonzentration eines Antibiotikums hinsichtlich seiner bakteriziden Wirkung von entscheidender Bedeutung ist. Daher ist es gerade für die Kern- und Randzonen einer **superinfizierten ischämischen Gewebeläsion** wichtig, daß effektive Wirkstoffkonzentrationen erzielt werden. Es wird heute als gesichert angesehen, daß bei der AVK die **intraarterielle Applikation** von Antibiotika Vorteile gegenüber der systemisch-intravenös verabreichten Therapie hat. Die Wahl des richtigen Antibiotikums für intraarterielle Infusion hängt ab von einer

- guten Endothelverträglichkeit (pH, osmotischer Druck)
- guten Penetrationsfähigkeit, in der Geweberandzone wirksame Gewebespiegel
- Bakterizidie und breitem Wirkungsspektrum

Cefotaxim	2 x 2 g
Ceftriaxon	2 g
Mezlocillin	3 x 5 g

Tabelle 15: Präparateübersicht zur i.a. Antibiotika-Applikation

Die gut oral einnehmbaren und gut gewebegängigen **Gyrasehemmer** (zum Beispiel Ofloxazin, [Tarivid®] und Ciprofloxazin [Ciprobay®]) haben die Bedeutung der intraarteriellen Antibiotika etwas relativiert.

Lokale Basistherapie

1. **Oberflächliche Defekte = 1. Grades**
   - kleine – Behandlung mit Braunol „flüssig" getränkter Gaze, bei sauberem Wundgrund evtl. Mercurochrom zur Schorfbildung
   - große – Braunolind Gaze und Polyvidon Jod-Salbe, Hautersatz – Syspurderm, Coltex, Epigard, wenn kleiner, Behandlung wie unter a)

2. **In subkutane Gewebe reichend = 2. Grades**
   - Entfernung der Nekrosen, evtl. Abdauung der Nekrose mit Varidase, Braunol-getränkte Gaze
   - sauberer Wundgrund: Ziel: Beschleunigung der Granulation bei Vermeidung erneuter Kontamination

   Behandlung:
   kleine Areale: Zucker, H_2O_2 3 Prozent
   Große Areale: H_2O_2, Schaum, Kochsalz, Braunol

   Wenn oberflächlich: Hautersatz, Syspurderm o. ä. oder meshcraft beziehungsweise Kisch-Plastik

3. **Sehne beziehungsweise Knochen liegt frei = 3. Grades**
   Unbedingt vermieden werden muß das Austrocknen der o.g. Gewebe, wenn Deckung operativ nicht möglich.
   - Wunde eitrig – Behandlung wie unter 2 a)
   - Wunde sauber – Feuchthalten des Gewebes: Kochsalz, etc. Schaum, ggf. mehrmals am Tag erneuern.

   In Regionen, wo Sehnen direkt unter der Haut liegen, zum Beispiel Kniegelenk sollte bei sauberer Wunde vorgenommen werden: Hautersatz (Syspurderm), alle 2 Tage wechseln. Bei einer Infektion von Höhlen, wenn möglich (beispielsweise an der Bauchwand, Glutealregion) diese breiter öffnen, dann Behandlung wie 2) beziehungsweise 3). Bei Notwendigkeit einer Spül-Saug-Drainage – Osteitis, Taurolin bei starker Kontamination, Ringer-Lösung bei sauberer Höhle. Bei Zustand nach Sequestrotomie keine Spül-Saug-Drainagen! Antibiotikatherapie nur dann, wenn Keime bekannt und Bakterien vorhanden – Leukozytose, Fieber.

   PDWHF (platelet derived wound-healing factor)

   Ein Fortschritt in der Behandlung chronischer bisher, therapieresistenter Läsionen stellt möglicherweise die Anwendung von Wundheilungsfaktoren dar. Diese Substanzen werden aus den separierten Thrombozyten des jeweiligen Patienten gewonnen, angereichert und lokal aufgetragen. Die Lösung wird täglich bis zu 70 Tagen angewendet. Voraussetzung ist ein intensives Debridement der Wunde. Bereits nach einigen Anwendungen können kleine Granulationsinseln im Wundgrund festgestellt werden. Diese Therapieform ist aufgrund der Komplexität und der hohen Kosten bisher nur speziellen Zentren in denen man sich mit Wundheilungsstörungen beschäftigt, vorbehalten.

3.6. PRIMÄRE UND SEKUNDÄRE ARTERIOSKLEROSEPROPHYLAXE

Die **primäre Prävention** der Arteriosklerose hat die Aufgabe, durch eine Minimierung der atherogenen Faktoren degenerative Veränderungen des Gefäßsystems zu vermeiden und zumindest in ihrer Entwicklung zu verzögern. Hierbei spielen die Lebensgewohnheiten, die persönliche Risikofaktorenkonstellation sowie deren Management eine Rolle. Studien zur medikamentösen Primärprophylaxe der pAVK sind rar. In einer Nachanalyse der amerikanischen Ärztestudie zeigt sich, daß bei den Medizinern, die regelmäßig ASS zu sich nahmen, die Anzahl von Operationen an den peripheren Gefäßen signifikant niedriger lag als bei den Ärzten ohne prophylaktische Aspirineinnahme. Die Verabreichung von ASS zur Primärprävention der pAVK generell zu propagieren, ist sicherlich verfrüht, bei einem ungünstigen Risikoprofil und positiver Familienanamnese des Betreffenden jedoch zu erwägen. Ob hier nicht eine aggressive Therapie der Risikofaktoren mit Gewichtsreduktion und ausreichender Bewegung dasselbe leisten kann, bleibt allerdings offen. Die optimale Dosierung von ASS in dieser Indikation ist unbekannt.

Liegt bereits eine arterielle Durchblutungsstörung vor, haben die präventiven Maßnahmen versagt; nun muß versucht werden, den Schaden zu begrenzen. Im Rahmen der Basisbehandlung der AVK sprechen wir dabei von einer **sekundären Arterioskleroseprophylaxe**. Diese zielt medikamentös auf eine Hemmung der Progression der Grundkrankheit. Davon zu unterscheiden ist die **Rezidivprophylaxe** nach einem lumeneröffnenden Eingriff, sie will einen Re-Verschluß nach Ballonangioplastie und ein Bypassversagen verhindern.

Neben der Behandlung der Risikofaktoren werden zur sekundären Prophylaxe Substanzen eingesetzt, die in die vermutete Pathogenese der Arteriosklerose eingreifen sollen. An erster Stelle stehen hier **Thrombozytenfunktionshemmer**, dazu zählen Azetylsalizylsäure, Ticlopidin und Azetylsalizylsäure in Kombination mit Dipyridamol

Der **Wirkmechanismus von ASS** ist am besten untersucht, obwohl längst nicht alle Einzelheiten bekannt sind. Man geht davon aus, daß die protektive Wirkung von ASS auf einer Hemmung der Thrombozytenfunktion beruht und über eine Blockierung der Zyklooxygenase zu einer Verminderung der Thromboxan A_2-Bildung führt. Auf diese Weise wird das Prostazyklin-Thromboxan-Gleichgewicht zugunsten des vasodilatierenden und aggregationshemmenden Prostazyklins verschoben.

Eine Substanz der jüngeren Generation stellt **Ticlopidin** dar. Sie verhindert die durch ADP, Kollagen, Adrenalin und PAF induzierbare Thrombozytenaggregation. Zusätzlich wird die Freisetzungsreaktion der Plättchen blockiert. Eine Beeinflussung von Zyklooxygenase, cAMP und cAMP-Phosphodiesterase findet nicht statt. Wie bei ASS wird die Blutungszeit verlängert. Dosierung: 2 x 250 mg/die Ticlopidin.

Dipyridamol soll die Bildung von cAMP in Thrombozyten fördern und die Wirkung des zirkulierenden Prostazyklins verstärken. Eine mögliche Startreaktion der spontanen Thrombozytenaggregation, die Anlagerung von Plättchen an Erythrozyten, scheint verhindert zu werden. Dipyridamol wird meist in der Kombination mit ASS verabreicht (Asasantin®).

Verschiedene prospektive Studien konnten zeigen, daß die Gabe von ASS, die Kombination von Dipyridamol mit ASS oder Ticlopidin das Fortschreiten arteriosklerotischer Veränderungen im Becken-Beinbereich verzögern kann. Die meisten dieser Studien haben als Beobachtungszeitraum ein Jahr und belegen eine Hemmung der Wandveränderung in dieser Gefäßregion. Eine Studie mit Ticlopidin konnte darüber hinaus noch eine signifikante Reduktion der kardiovaskulären Mortalität über einen Beobachtungszeitraum von 5 Jahren feststellen, wobei allerdings eine Reihe z. T. schwerwiegender Nebenwirkungen auftraten, zum Beispiel eine Neutropenie in bis zu 1 Prozent der Fälle. Dieser ungünstige Effekt tritt allerdings nur in den ersten 3 Monaten der Behandlung auf, so daß nur in dieser Zeit engmaschige Kontrollen des Blutbildes notwendig zu sein scheinen. Die Dosierung lag bei 2 x 250 mg pro Tag.

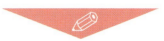

Für ASS wurde in den genannten Studien meist eine Dosis von 1,0 bis 1,5 g genannt. Die Verabreichung von ASS in dieser Größenordnung ist jedoch durch eine hohe Anzahl gastrointestinaler Nebenwirkungen belastet. Mittlerweile gibt es jedoch Hinweise, daß eine niedrigere Dosis ausreichen dürfte; so erwies sich die Gabe von 300 mg ASS als ebenso effektiv in der Verhütung des apoplektischen Insultes wie 1200 mg. Von einem theoretischen Standpunkt reichen noch niedrigere Mengen im Bereich von 30 bis 50 mg für eine Blockierung der Zyklooxygenase, die klinische Wirksamkeit ist jedoch nicht erwiesen. Die meisten Autoren empfehlen 100 bis 300 mg pro die.

ASS: Niedrige Dosierungen reichen aus

Die Indikation für eine **orale Antikoagulation** zur sekundären Arterioskleroseprophylaxe wird eher bei schweren Gefäßveränderungen auch der Arterien des Unterschenkels gestellt. Die Entstehung neuer Plaques läßt sich durch eine Marcumarisierung nicht verhindern, wohl aber der thrombotische Verschluß einer vorbestehenden Stenose. Ihre Anwendung ist nicht unumstritten, Studien an einer größeren Zahl von Patienten über die Wirksamkeit einer oralen Antikoagulation fehlen.

Einig ist man sich über eine Gerinnungshemmung mit **Vitamin-K-Antagonisten** bei arteriellen Embolien, wenn die Emboliequelle nicht ausschaltbar ist, zum Beispiel Vorhofflimmern mit organischer Herzkrankheit, künstliche Herzklappen sowie nach Myokardinfarkt. Auch eine dilatierende aneurysmatische Form der Arteriopathie wird zur Vermeidung von Embolien antikoaguliert. Ebenfalls wird nach einer systemischen Lyse für 6 Monate mit oralen Antikoagulantien nachbehandelt. Nach einer lokalen Lyse ist das Vorgehen nicht einheitlich, hier wird entweder antikoaguliert oder ein Thrombozytenfunktionshemmer eingesetzt.

Kalzium-Antagonisten haben bisher in der sekundären Prävention nicht die in sie gesetzten Erwartungen erfüllt. An den Koronararterien konnte für Nifedipin eine signifikante Reduktion der Zahl neuer Plaques gegen Placebo gefunden werden. Eine Rückbildung oder Wachstumhemmung bestehender Wandveränderungen ließ sich dagegen nicht feststellen.

Prophylaxe und Therapie

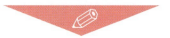

Thrombozytenfunktionshemmer:

sekundäre Prävention der Arteriosklerose

Rezidivprophylaxe nach Angioplastie

Zustand nach chirurgischer Thrombendarteriektomie

Orale Antikoagulation:

aneurysmatische Form der Arteriosklerose
(nicht Bauchaortenaneurysma > 5cm)

AVK und absolute Arrhythmie (mit und ohne Vitium)
nach Lysetherapie

rezidivierende Embolien bei nicht ausschaltbarer Quelle

femoro-distale Bypässe,

alternativ zu Thrombozytenfunktionshemmern
nach Angioplastie

Tabelle 16: Indikation für Thrombozytenfunktionshemmer und orale Antikoagulation bei PAVK

Bei der peripheren Verschlußkrankheit kann zum gegenwärtigen Zeitpunkt die Anwendung von Kalzium-Antagonisten zur Sekundärprophylaxe durch große klinische Studien wissenschaftlich nicht untermauert werden.

Die weitere Entschlüsselung der Pathogenese arteriosklerotischer Gefäßwandveränderungen läßt hoffen, neue Möglichkeiten der Intervention an die Hand zu bekommen. Neue vielversprechende Substanzklassen, wie Hemmer der Thromboxansynthese, Thromboxanrezeptorblocker oder Serotonin-Antagonisten (zum Beispiel Ketanserin) müssen den Beweis ihrer klinischen Wirksamkeit noch antreten bzw. haben sich in kontrollierten Studien als nicht wirksam erwiesen.

3.7. Rezidivprophylaxe nach revaskularisierenden Eingriffen

Die Rezidivprophylaxe nach Angioplastie wird in den meisten Zentren mit ASS durchgeführt. Die Frührezidivrate kann dadurch um 50 Prozent gesenkt werden. Die optimale Dosierung steht noch nicht fest, in älteren Studien werden 1,0 bis 1,5 g ASS verabreicht. Doch auch hier tendiert man zu einer niedrigeren Dosis im Bereich von 100 bis 500 mg. In einer kleineren Studie wurden 50 mg gegen 900 mg ASS getestet, bezüglich der Häufigkeit von Re-Verschlüssen bestand kein Unterschied. Ob eine orale Antikoagulation effektiv einen Re-Verschluß vermeiden kann, ist zur Zeit Gegenstand einer multizentrischen Studie, die ASS gegen einen Vitamin-K-Antagonisten testet. Erste Ergebnisse zeigen keinen Unterschied zwischen beiden Behandlungsarmen. Eine Subgruppenanalyse belegte eine Überlegenheit von ASS bei kurzstreckigen Stenosen und Verschlüssen. Vitamin K-Antagonisten erwiesen sich bei langstreckigen Verschlüssen als günstiger.

In der Gefäßchirurgie wird ASS nach Thrombenarteriektomien eingesetzt, in der Regel für eine Dauer von 2 Jahren. Eine orale Antikoagulation wird bei Bypässen der femoro-poplitealen Etage und nach Anlage von cruralen und pedalen Bypässen wegen des geringen Blutflusses in der Gefäßbrücke lebenslang durchgeführt.

> Vor größeren chirurgischen Eingriffen (zum Beispiel Aortokoronare Bypass-Operation oder periphere Bypass-Anlage) sollen Thrombozytenfunktionshemmer mit einem Abstand von circa 10 Tagen abgesetzt werden, da sie zu einer vermehrten Blutungsneigung führen.

3.8. SCHMERZTHERAPIE IM STADIUM III UND IV

Bei ischämischen Ruheschmerzen im Stadium III und IV ist die **Tieflagerung** der unteren Extremitäten eine sehr hilfreiche Methode zur Steigerung der Durchblutung. Wichtig ist auch die Anlage eines **Watteverbandes** in der durchblutungsgestörten Extremität (Wattestiefel).

Ist eine zusätzliche medikamentöse Therapie erforderlich, sollten die in der Tabelle 17 aufgelisteten Medikamente zum Einsatz kommen.

Internationaler Freiname	Handelsname
Metamizol	Novalgin®
Tilidin	Valoron N®
Tramadol	Tramal®
Pentazocin	Fortral®
Buprenorphin	Temgesic®
Pethidin	Dolantin®

(in der Dosierung nach Bedarf als Injektionslösung, Suppositorium oder Tablette) Diese Medikamente fallen z. T. unter das Betäubungsmittelgesetz (BTMG).

Tabelle 17: Medikamente zur Schmerztherapie bei AVK

Freiname	Handelsname	Arzneiform	Menge pro Einheit (mg)	Stückzahl je O.P.	Verordnungs-Höchstmenge (mg)
Pentazocin	Fortral®	Amp.	30	5; 10	15 000
		Kaps.	56.4	10; 20; 100	
		Supp.	65.78	10; 20	
Buprenorphin	Temgesic® 0.3	Amp.	0.324	5	150
	Temgesic subl.	Tbl.	0.216	10; 20	
Pethidin	Dolantin®	Amp.	50 mg	20	10 000
		Amp.	100 mg	5; 25	
		Tropfen	500 mg	1	
		Supp.	100 mg	5; 25	

Tabelle 18: Einzelheiten zur Verordnung der Analgetika, die unter das BTMVV fallen

Für die Rezeptur notwendige Einzelheiten der drei letztgenannten Medikamente, die unter das BTMG fallen, gehen aus der Tabelle 18 hervor.

Für die erwähnten Medikamente ist eine Überschreitung zulässig, „sofern die schwere Krankheit eines Patienten dies erfordert". Bei schweren chronischen Schmerzzuständen empfiehlt sich ein häufiger **Wechsel der Schmerzmittel**. **Tranquilizer** und/oder **Sedativa** können insbesondere bei stationären Patienten den Schmerzmittelverbrauch reduzieren.

Periduralanasthesie: Ist mit Medikamenten eine Schmerzfreiheit nicht zu erreichen, empfiehlt sich das Anlegen einer Katheter-Peridural-Daueranästhesie. Periduralkatheter können über Tage bis Wochen im Periduralraum verbleiben, und nach Bedarf analgetische Substanzen verabreicht werden.

Analgesie durch Elektrostimulation: Durch Implantation von Elektroden an die Hinterstränge entsprechender Spinalsegmente gelingt über eine Elektrostimulation eine Schmerzlinderung beziehungsweise eine Analgesie. Im Gegensatz zu den Nebeneffekten bei der Periduralanästhesie treten hier motorische Schwächen in den Beinen nicht auf. Dagegen ist aber die Manipulation der Elektroden unter Röntgenkontrolle sehr aufwendig. Die Elektrostimulation hat sich auch bei Patienten mit Phantomschmerzen bewährt.

3.9. Besonderheiten bei der Therapie des diabetischen Fusses

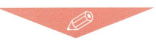

Die Prognose des Diabetikers hängt weitgehend von den vaskulären Langzeitfolgeerscheinungen, wie Retinopathie, Nephropathie, Neuropathie, Gangrän und Herzkrankheiten ab.

Bei dem Begriff „**diabetische Mikroangiopathie**" liegt ein Sammelbegriff vor, der funktionelle und degenerative Veränderungen in kleinen Gefäßen (Kapillaren, Arteriolen und Venolen) umfaßt. Die diabetische Mikroangiopathie ist ein generalisierter Prozeß, der kein Kapillargebiet ausspart. Am stärksten betroffen sind die Kapillargebiete der Retina, der Nierenglomeruli, der Füße und des Herzens. Veränderungen werden auch im Bereich der Muskelkapillaren, der Vasa vasorum et nervorum und der Nagelfalzkapillaren gefunden.

Gemeinsames morphologisches Substrat: Verdickung der Basalmembran.

> Jede zweite Amputation an Ober- oder Unterschenkel wäre bei einem vernünftigen Management vermeidbar

Die Entstehung der diabetischen Mikroangiopathie scheint durch eine „**optimale Diabeteseinstellung**" verhindert werden zu können, wie jüngst in einer prospektiven Studie gezeigt werden konnte. Pathophysiologisch spielen sicher auch Veränderungen der Blutfließeigenschaften beim Diabetiker eine wichtige Rolle. Beim Diabetiker ist die Erythrozytenverformbarkeit reduziert. Auch die Erythrozytenaggregationsneigung und die Plasmaviskosität sind erhöht. Zusätzlich sind verkürzte Thrombozytenüberlebenszeiten bei gesteigerter Thrombozytenfunktion bei Diabetikern beschrieben. Gleichzeitig scheint aufgrund der Neuropathie eine Störung der Perfusionsverteilung in der Endstrombahn vorzuliegen, die zu einer pathologischen Inhomogenität der Mikrozirkulation führt, bei quantitativ noch ausreichendem Blutfluß.

> Etwa jeder dritte der 4,5 Millionen deutschen Diabetiker ist ein Risikopatient für eine Amputation, da er unter einer Neuropathie oder einer AVK leidet

Diagnostik

Das Risiko, eine Fußgangrän zu entwickeln, ist beim Diabetiker mehr als 50fach höher als beim Nicht-Diabetiker. Bei jedem 10. Diabetiker kommt es zu einer **diabetischen Gangrän**. Es ist das Ergebnis einer Kombination von makro- und mikroangiopathisch bedingter Ischämie, Neuropathie und Infektion. Infolge der Hyp- und Anästhesie im Fußbereich nehmen die betroffenen Patienten Verletzungen oft wochenlang nicht wahr, es können Druckulcera durch zu enge Schuhe,

> **Spezielle angiologische Verfahren**
> ◆ Objektivierung von Makrozirkulationsstörungen
> ◆ Beobachtung der Mikrozirkulation und der Mikrostrombahn mittels Messung des Erythrozytenflusses am Nagelfalz (Nagelfalzkapillaroskopie)

Prophylaxe und Therapie

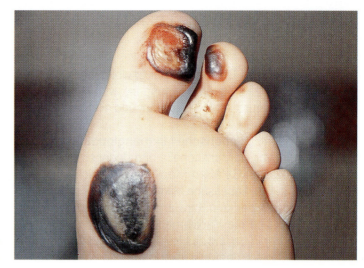

Abb. 33: Verbrennung durch Wärmflasche

Hämorheologische Untersuchungen:
- Fibrinogen, alpha-2-Makroglobulin
- Untersuchungen zur Hämorheologie: Plasmaviskosität, Hämatokrit, Erythrozytenaggregation, Erythrozytenrigidität und spontane Thrombozytenaggregation

zum Beispiel beim Hallux valgus auftreten. Verbrennungen durch Wärmflaschen sind häufig sowie ausgedehnte Weichteilinfektion, die von mykotisch mazerierten Zehenzwischenräumen ausgehen (Abbildung 33).

Infektionen verlaufen beim Diabetiker oft foudroyant. Eine häufige Komplikation sind osteomyelitische Herde. Eine trocken-dystrophische Haut infolge einer verminderten Schweißsekretion bei Befall vegetativ-sympathischer Nervenfasern begünstigt Infektionen.

Eine besondere Erscheinung ist das **Malum pedis perforans**. Es entsteht durch vom Patienten nicht bemerkte Druckstellen an Groß- und Kleinzehen. Unter ausgeprägten Hornschwielen kann das Gewebe einschmelzen (Abbildung 34).

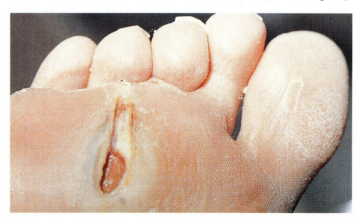

Abb. 34: Mal perforans bei langjährig bestehendem Typ II-Diabetes

Ursächlich ist zunächst die diabetische Neuropathie, die die Schmerzperzeption verhindert und somit ausgedehnte Schäden zuläßt. Unterscheidungsmerkmale zwischen neuropathischen und ischämischen Läsionen beim Diabetiker sind in der Tabelle 19 zusammengefaßt. Mischformen, sogenannte neuroischämische Läsionen, sind häufig.

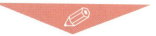

Diagnostik: Neurologische und angiologische Untersuchungen

- Röntgenaufnahme des Fußskelettes (Ausschluß einer Osteomyelitis) bzw. Osteoarthropathia diabetica
- bakterielle Abstriche bei Wundsekretion beziehungsweise Wundinfektion
- Angiographie (falls Makroangiopathie im Becken- oder Oberschenkelbereich wahrscheinlich ist und eine Revaskularisation geplant ist)

Therapie

Bei **Nekrose** Entlastung. Hierdurch wird gleichzeitig ein vorhandenes Ödem beseitigt. Bei **Infektionen** entsprechend dem Antibiogramm systemische Antibiotikagabe. I.a. Verabreichungen von Antibiotika können vorteilhaft sein. Gyrasehemmer haben sich ebenfalls als sehr wirksam gezeigt.

Die Behandlung der Makroangiopathie unterscheidet sich prinzipiell nicht zwischen Diabetikern und Nichtdiabetikern. Bei Vorliegen einer Makroangiopathie muß das Spektrum **lumeneröffnender Verfahren** angewendet werden, wobei die langfristigen Behandlungserfolge meist schlechter sind.

Wichtig: Bei der Durchführung der Dopplersonographie ist darauf zu achten, daß bei Diabetikern oft eine Mediasklerose beziehungsweise eine Mediakalzinose (Mönckeberg) vorliegt. Deshalb sind oft die Dopplerdrucke pathologisch erhöht und nicht verwertbar.

Neuropathisch infizierter Fuß	ischämisch gangränöser Fuß
rosig und überwärmt	Fuß kalt und livide
Fußpulse gut tastbar	Fußpulse fehlen
Läsionen schmerzlos	schmerzhafte Nekrosen an Zehenspitzen und Fersen
Tiefensensibilität vermindert (Stimmgabelversuch)	keine Tiefensensibilitätsstörung
	meist weitere Risikofaktoren für Arteriosklerose
Angiographie nicht indiziert	
transkutaner Sauerstoffpartialdruck normal bis erhöht	stark erniedrigt

Tabelle 19: Differentialdiagnose der Fußläsionen bei Diabetes mellitus

Prophylaxe und Therapie

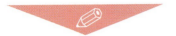

1. chirurgische Revaskularisation
2. Katheterdilatation und/oder Katheterlyse
3. systemische Lysetherapie
4. i.a. oder i.v. Prostaglandin E_1-Behandlung (Dosierungsrichtlinien siehe Prostaglandine)

Wichtige Regeln für die langfristige Führung des Diabetikers in der Praxis:

- *möglichst normoglykämische Diabeteseinstellung*
- *Fahnden und Ausschalten weiterer Risikofaktoren*
- *Unterweisung in richtiger Fußpflege. Vermeiden von Verletzungen (zum Beispiel Kürzen der Nägel, keine Wärmflaschen!)*
- *regelmäßige Untersuchung der Haut (insbesondere Zehenzwischenräume)*
- *Empfehlung von körperlicher Aktivität (cave zu enges Schuhwerk)*

Beim therapieresistenten neuropathisch bedingten Mal perforans ist oft eine **chirurgische Behandlung** erforderlich. Durch das Metatarsalköpfchen eines Mittelfußknochens bedingte plantare Druckläsionen heilen nach Resektion des druckverursachenden Metatarsalknochens und anschließendem plantaren Debridement aus.

3.10. Besonderheiten bei der Therapie der Thrombangiitis obliterans

Etwa 80 Prozent der Patienten mit Thrombangiitis obliterans (Morbus Buerger) haben bereits akrale Läsionen zum Zeitpunkt der ersten ärztlichen Konsultation (Abbildung 35). Angesichts der hohen **Amputationsgefahr** und einer **fehlen-**

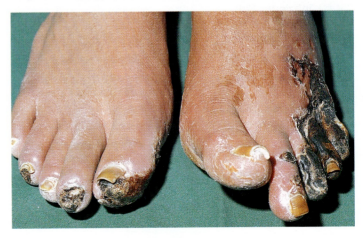

Abb. 35: Thrombangiitis obliterans bei einem 23 jährigen Mann

den Standardbehandlung wird die Therapie des Morbus Buerger polypragmatisch und teilweise experimentell gehandhabt.

Da die Pathogenese dieser Erkrankung unklar ist, ja noch nicht einmal ein Beweis für die Rolle des Nikotins existiert, gibt es kein Therapiekonzept, das schlüssig aus der Pathophysiologie abgeleitet werden könnte.

Einig ist man sich darüber, daß aufgrund der peripheren Verschlußlokalisation und der entzündlichen Genese der Arterienveränderungen die Therapie der Thrombangiitis obliterans primär konservativ ist. Auf **drei Säulen** beruht die Behandlung: in Allgemeinmaßnahmen, der medikamentösen Therapie im Akutstadium und im Intervall.

Primär ist zunächst die **absolute Nikotinkarenz** anzustreben, durch die ein Stillstand des entzündlichen Geschehens erreicht wird. Eine Nikotinreduktion ist dafür nicht ausreichend. Allerdings liegt der Anteil der Patienten, die trotz drohender Verstümmelung und heftigster Schmerzen weiterrauchen, bei über 90 Prozent. Selbstverständlich ist eine ausreichende analgetische Behandlung der sehr starken Ruheschmerzen, die oftmals auch durch Opiate kaum beherrscht werden können.

Zu den allgemeinen Maßnahmen gehört die lokale Versorgung der trophischen Läsionen durch Abtragen von nekrotischem Material, Eröffnung von Eitertaschen und Auftragen von Antiseptika. Bei drohender Ausbreitung einer Infektion oder knöcherner Beteiligung ist die systemische Gabe von Antibiotika angezeigt, wobei auch die intraarterielle Applikation zu erwägen ist.

Zu der **spezifischen Therapie** im Akutstadium zählen Versuche, in die vermutete Pathogenese der Thrombangiitis einzugreifen.

Aufgrund der **entzündlichen Genese** der Erkrankung erscheint der Einsatz von Antiphlogistika logisch begründet, besonders wenn eine Begleitphlebitis als sichtbares Zeichen der Floridität das klinische Bild bestimmt. Ob **Azetylsalizylsäure** eine kausale Therapie der Thrombangiitis obliterans darstellt, ist sehr unwahrscheinlich. Ihre Verabreichung kann bei Vorliegen einer schmerzhaften Thrombophlebitis erwogen werden. Einige Autoren empfehlen bis zu 3 g ASS pro Tag. Wir

Prophylaxe und Therapie

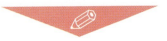

Abb. 36: Therapieergebnis bei Thrombangiitis obliterans eines 23jährigen Mannes (siehe Abb. 35)

erachten die Gabe von ASS nur zur Thrombozytenfunktionshemmung für notwendig, wobei eine niedrigere Dosierung mit 100-300 mg ausreichend zu sein scheint.

Trotz der latenten Gefahr einer Sepsis oder Endokarditis beim Vorliegen einer Gangrän ist bei adäquater antibiotischer Abschirmung des Patienten eine kurzfristige Gabe von **Steroiden** hilfreich. Da im akuten entzündlichen Schub eine ausgeprägte Hyperfibrinogenämie vorliegt, führt die Kortisonbehandlung meist zu einem deutlichen Abfall des Fibrinogenspiegels. Der Verbesserung der Fließeigenschaften des Blutes über eine Senkung der Plasmaviskosität ist besonders bei dem distalen Befall der Gefäße von Bedeutung.

Kontrollierte Studien über die Effektivität dieser Maßnahmen und die optimale Dosierung liegen allerdings nicht vor.

Immunsuppressiva

Einige Autoren vermuteten eine **autoaggressive Genese** des Buerger-Syndrom und setzten Immunsuppressiva wie Azathioprin oder Cyclophosphamid ein. Dies ist umstritten und kann nicht uneingeschränkt empfohlen werden.

Wie bei den arteriosklerotisch bedingten Durchblutungsstörungen sollte die Perfusion der Endstrombahn, die Verbesserung der Fließeigenschaften und Fließbedingungen des Blutes optimiert werden, hier gelten die Grundsätze der Behandlung der AVK. Besonders Prostaglandine erwiesen sich in kontrollierten Studien als sehr effektiv, wobei allerdings die Infusionen teilweise über Monate hindurch fortgeführt werden müssen. Die Wirksamkeit von PGE_1 oder PGI_2 scheint bei Patienten mit M. Buerger sogar höher zu sein als bei Patienten mit arteriosklerotischen Gefäßveränderungen.

Die **aussagekräftigste Studie** zur Therapie des M. Buerger wurde mit dem stabilen Prostacyclin-Analogon Iloprost durchgeführt. In dieser europäischen Multicenterstudie wurden 68 Patienten mit Iloprost und 65 Patienten **mit niedrig dosiertem** ASS über einen Zeitraum von 28 Tagen behandelt. In der Iloprost Gruppe sprachen 87 Prozent der Patienten gut auf die Therapie an (deutliche Verminderung der Ruheschmerzen und Abheilung der Nekrosen), während in der Aspirin-Gruppe nur 17 Prozent der Patienten positiv auf die Therapie reagierten. Sechs Monate nach Beginn der Behandlung zeigten 88 Prozent der mit Iloprost behandelten Patienten noch Behandlungserfolge gegenüber 21 Prozent in der Aspirin-Gruppe.

Wegen einer häufig vorliegenden vasospastischen Komponente empfehlen wir zusätzlich die Gabe von **Kalzium-Antagonisten.** Eine weitere Vasodilatation läßt sich über den EDRF-Mechanismus durch die lokale Anwendung von Nitroglyzerin-Lösung oder -Salbe erreichen. Die klinische Wirksamkeit dieser Maßnahmen ist jedoch bisher nicht durch Studien abgesichert.

Systemische und lokale Lysetherapien scheinen nicht erfolgversprechend. Perkutane Angioplastien sind meist nicht möglich wegen der peripheren Lokalisation und der starken intimalen Aufquellung.

Zur Verbesserung der kutanen Durchblutung kann eine **Sympathektomie** in Betracht gezogen werden. Nur wenn bei einer medikamentöse Sympathikolyse eine Zunahme der peripheren Perfusion auftritt, kann eine endgültige einseitige Ausschaltung des Sympathikusgrenzstranges diskutiert werden. Die lumbale Sympathektomie erzielt in 68 Prozent einen Primärerfolg bei der Abheilung nekrotischer Läsionen. Allerdings besteht eine hohe Rezidivneigung bei circa 60 Prozent, die einen Langzeiteffekt zweifelhaft erscheinen läßt.

Bypässe auf entzündlich veränderten Gefäßen haben eine schlechte Prognose, können aber nach Abklingen des akuten Bildes durchgeführt werden.

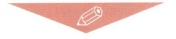

Thrombendarteriektomien in entzündlich veränderten Gefäßen führen unweigerlich zu einem Rezidivverschluß. Die Früh- und Spätergebnisse der Bypasstechnik bei 69 TAO Patienten und 241 Patienten mit arteriosklerotischer Verschlußkrankheit zeigen eine Vergleichsweise höhere prozentuale Verschlußrate bei den Buerger-Patienten.

Tabelle 19: Früh- und Spätergebnisse (patency-rate) nach Bypass-Operation bei Patienten mit Morbus Buerger und AVK nach Tanabe 1986.

Bypass	postoperativ		nach 5 Jahren	
	TAO	AVK	TAO	AVK
aortofemoral	50	93	30	60
femoro-popliteal	53	85	30	50
femoro crural	70	62	25	25

Ein neues indirektes chirurgisches Verfahren zur Verbesserung der peripheren Durchblutung bei Unterschenkelarterienverschlüssen wurde erstmals 1983 von *Ilisarow* beschrieben und 1990 von Fokin wieder aufgegriffen. Die Methode beruht auf dem starken Reiz zur Gefäßneubildung bei Distraktion des Knochens. Sie wird folgendermaßen durchgeführt: 10 bis 20 cm lange Knochensplitter der Tibia werden gebildet. Die Tibiaspäne werden über mehrere Wochen distrahiert, was zu einer Neubildung von Muskel-, Faszien- und Knochenarterien führt. Erste positive Ergebnisse liegen aus dem Gebiet der ehemaligen UdSSR vor, einige Zentren in Deutschland haben bereits gute Erfahrungen mit dieser Methode bei sonst aussichtslosen Fällen sammeln können. Kontrollierte Studien zur klinischen Wirksamkeit liegen noch nicht vor.

Wenn der akute Schub des entzündlichen Geschehens abgefangen und die trophischen Läsionen saniert werden konnten, steht die **Verhinderung der Progredienz** im Vordergrund.

Auch hier steht unstrittig an erster Stelle die absolute Nikotinkarenz. Der zweite Punkt der Nachbehandlung wird **kontrovers diskutiert**. Hier stehen sich **Thrombozytenfunktionshemmer** und **Antikoagulation** gegenüber. Dabei ist die Dosierung von ASS, die eine ausreichende Funktionshemmung bei erhaltener endogener Prostazyklinsynthese erzielt, Gegenstand zahlreicher Untersuchungen. Wir geben 100 mg. Die bei Thrombangiitis häufig auftretenden **Vasospasmen** können sowohl in der akuten wie in der Nachbehandlungsphase gut mit Kalzium-Antagonisten behandelt werden.

Der Verbesserung der konservativen Therapie ist es zu verdanken, daß die Amputationshäufigkeit von 35 Prozent im Zeitraum von 1924 bis 1968 auf 16 Prozent in den letzten Jahren reduziert wurde.

3.11. BESONDERHEITEN DES RAYNAUD-SYNDROMS

Eine Kausaltherapie des primären (vasospastischen) Raynaud-Phänomens ist wegen einer Vielzahl ätiopathogenetischer Mechanismen nicht möglich. Neben **Allgemeinmaßnahmen**, wie Kälteschutz, physikalische Maßnahmen (zum Beispiel ansteigende Armbäder) sowie Bewegungstherapie, kommen **psychosomatische Therapiemaßnahmen** (Yoga, Autogenes Training, Progressive Muskelrelaxation sowie Biofeedback) in Frage. Vorsicht ist geboten bei der Verordnung von Medikamenten, die die akrale Durchblutung verschlechtern können (Betarezeptorenblocker, ergotaminhaltige Substanzen, Ovulationshemmer).

Bei starker subjektiver Beeinträchtigung, vorwiegend in den Wintermonaten, wird eine Pharmakotherapie erforderlich.

Die meisten Erkenntnisse liegen über den Einsatz von **Kalzium-Antagonisten** vom Nifedipin-Typ vor; hierbei ist etwa in der Hälfte der Patienten mit einer subjektiven Befundbesserung zu rechnen. Die Dosis muß der (häufig hypotonen) Blutdrucklage angeglichen werden. Auch der Einsatz von Konversionsenzymhemmern und Alpharezeptorenblockern ist möglich. Der positive Effekt lokal aufgetragener Nitroglyzerinsalbe wird durch die unpraktische Behandlungsform und vielfach Nitratkopfschmerzen limitiert. Reserpin, Guanethidin und Methyldopa werden heute nicht mehr verordnet.

3.12. TETANUS-IMMUNISIERUNG BEI AVK

Die Notwendigkeit zur Tetanus-Immunisierung ist bei jeder Verletzung der Haut allgemein akzeptiert. Ischämische Ulzerationen und Gangrän, wie sie beim diabetischen Fuß, der arteriellen Verschlußkrankheit sowie der Thrombangiitis obliterans auftreten, bieten günstige anaerobe Bedingungen für den Eintritt und das Wachstum von Tetanus-Clostridien. Dasselbe gilt auch für das venöse Ulcus cruris.

Indikation zur Tetanus-Immunisierung

- chronisch-arterielle Verschlußkrankheit
- Thrombangiitis obliterans
- diabetische Angiopathie
- venöses Ulcus cruris

Tabelle 21

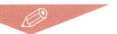

Es kommt hinzu, daß epidemiologisch gefunden wurde, daß sehr häufig ischämische Ulzerationen Eintrittspforten für Tetanussporen sind. Aus diesem Grund sollten Patienten bereits im Stadium II (Claudicatio intermittens), aber insbesondere im Stadium III und IV immunisiert werden.

3.13. Problematik der Behandlung mit Betarezeptorenblockern bei Patienten mit peripherer AVK

Bei der Behandlung der koronaren Herzkrankheit und der arteriellen Hypertonie spielen Betarezeptorenblocker heute eine vorrangige Rolle. Beide Krankheiten treten häufig gemeinsam mit einer peripheren arteriellen Verschlußkrankheit auf. Bisher galten Betarezeptorenblocker beim Vorliegen einer arteriellen Verschlußkrankheit als kontraindiziert. Betarezeptorenblocker beeinflussen die periphere Durchblutung über zwei **Mechanismen**:
- über die zentrale Hämodynamik (Abnahme des HZV)
- über individuell unterschiedlich ausgeprägte direkte Effekte am arteriellen Gefäß

Die kardialen Effekte und die Gefäßwirkungen von vorwiegend nicht kardioselektiven Betarezeptorenblockern führen beim Gefäßgesunden in 5 bis 30 Prozent zu Symptomen wie Kribbeln in den Beinen, Taubheitsgefühl und zu kalten Füßen. Kardioselektive Betarezeptorenblocker und solche mit einer hohen sympathikomimetischen Eigenwirkung weisen diese Nebenwirkungen sehr viel seltener auf.

Betarezeptorenblocker bei peripherer arterieller Verschlußkrankheit

Im Gegensatz zu den Bedingungen beim Gefäßgesunden, liegt bei der Claudicatio intermittens, der häufigsten Manifestationsform der peripheren arteriellen Verschlußkrankheit, eine völlig andere Regulation der peripheren Durchblutung zugrunde. Die arterielle Stenose führt besonders bei muskulärer Beanspruchung in den abhängigen Muskelregionen zu einer ausgeprägten Ischämie. Die Folge ist eine metabolische Azidose, und es kommt über die Freisetzung von Mediatoren (zum Beispiel Adenosin) in den abhängigen Muskelpartien zu einer maximalen Vasodilatation der arteriellen Gefäße. Dabei wirkt die **metabolische Autoregulation** dominierend, die sympathische oder nervale Regulation tritt ganz in den Hintergrund. Mittlerweile gibt es zahlreiche Untersuchungen über den Einfluß von Betarezeptorenblockern auf die periphere Durchblutung bei Claudicatio-intermittens-Patienten.

Ungünstige Effekte wurden dabei nicht registriert. Aus diesem Grund können Betablocker bei **Claudicatio-intermittens-Patienten** und bei einer gleichzeitigen Indikation für eine Betablockade (zum Beispiel Hypertonie bei einer koronaren Herzkrankheit) **ohne Probleme** verabreicht werden. In der Regel verschlechtern sich durch den Betablocker die periphere Durchblutung und die klinische Symptomatik des Patienten nicht. Die neue Generation von Betablockern mit vasodilatierenden Eigenschaften (zum Beispiel Celiprolol) scheint Vorteile in dieser Hinsicht zu besitzen; ihr Stellenwert in der Therapie muß noch durch weitere Studien untermauert werden.

Da noch keine klinischen Untersuchungen zu den Auswirkungen einer Betablockade im Stadium III und IV der Verschlußkrankheit vorliegen, sollten Betablocker in diesen beiden fortgeschrittenen Stadien allerdings nicht eingesetzt werden.

3.14. REHABILITATION BEINAMPUTIERTER ÄLTERER MENSCHEN

Die **Amputationsrate** infolge peripherer arterieller Verschlußkrankheit und diabetischer Gangrän wird auf circa 30.000 - 40.000 Amputationen pro Jahr in Deutschland eingeschätzt. Die Letalität einer Amputation ist sehr hoch: Man kann davon ausgehen, daß 30 Prozent der Patienten im Alter über 60 Jahre perioperativ versterben. Drei Jahre nach einer Oberschenkelamputation leben nur noch 50 Prozent der älteren Menschen. Meist sind diese Patienten multimorbide. Hinzu kommt, daß die Amputation einer Extremität von Patienten als Lebenskatastrophe – ähnlich dem Verlust des Lebenspartners – empfunden wird.

Grundsätzlich ist die Amputationsrate bei Diabetikern viermal höher als bei Nicht-Diabetikern. Nach der Amputation hängt das Schicksal vom **Alter** der Patienten, der **Lokalisation** und von prognostisch wichtigen **Begleiterkrankungen** ab. Nach der Amputation ist eine gute krankengymnastische Behandlung von großer Wichtigkeit. Der Patient muß das Gehen wiedererlernen. Auch der Einsatz von Gehhilfen muß syste-

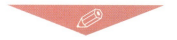

> matisch geübt werden. Darüber hinaus wird ein ständiges Training des noch gesunden Beines erforderlich. Die Indikation zur Prothesenversorgung muß streng gestellt werden. Die Kontraindikationen gehen aus der Tabelle hervor.

Kontraindikationen zur Prothesenversorgung

- schlechter Allgemeinzustand und mangelnde Kooperation
- fortgeschrittenes dementielles Syndrom, das ein erfolgreiches Training ausschließt
- neurologische Grunderkrankungen mit Funktionsverlust im Bereich des Bewegungsapparates (zum Beispiel Hemiplegie, Morbus Parkinson etc.)
- therapeutisch nicht beeinflußbare kardiovaskuläre und pulmonale Leiden

Tabelle 22

3.15. AKUTER PERIPHERER ARTERIELLER GEFÄSSVERSCHLUSS

Hauptursachen des akuten Arterienverschlusses sind die **Embolie** (70 Prozent), eine akute arterielle **Thrombose** aufgrund von stenosierenden arteriosklerotischen Wandveränderungen (20 Prozent) und traumatische **Gefäßalterationen** (10 Prozent). Die überwiegende Anzahl aller Embolien ereignet sich in der Altersgruppe zwischen 50 und 70 Jahren. Beide Geschlechter sind etwa gleich häufig betroffen, wobei unterschiedliche Ursachen vorliegen.

Embolie-Ursachen

- *rheumatische Mitralvitien mit Vorhofflimmern (52 Prozent)*
- *akuter Myokardinfarkt (22 Prozent) (Abbildung 37)*
- *hochgradig eingeschränkte linksventrikuläre Funktion (14 Prozent)*
- *bakterielle Endokarditis (3 Prozent)*
- *Vorhofmyxome, venöse Embolien über offenem Foramen ovale (9 Prozent)*

Prädilektionsstellen von Embolien sind die spitzwinkligen Teilungsstellen von Arterien, insbesondere an den unteren Extremitäten (Aorten-Iliaca-Femoralis-Poplitea-Gabel). Bei der akuten arteriellen Appositionsthrombose bei präexistenter arteriosklerotisch bedingter Gefäßstenose kommt es zum kompletten Verschluß eines bereits vorher stenosierten Gefäßsegmentes. Bevorzugt wird die Becken- und Oberschenkeletage. Die Symptomatik ist meist weniger dramatisch als bei arteriellen Embolien. Traumatisch bedingte Arterienverschlüsse durch Kompression (Hämatom, Fraktur), Zerreißung dissezierender Aneurysmen oder sekundäre segmentäre Angiospasmen sind selten und zumeist leicht erkennbar.

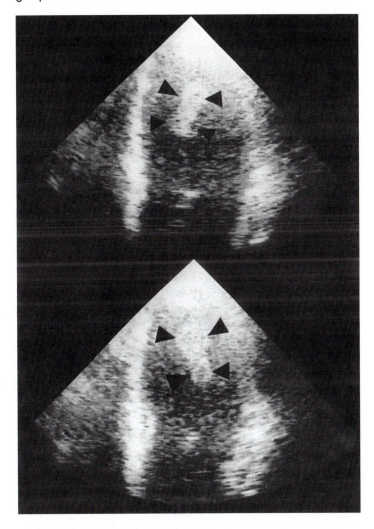

Abb. 37: Echokardiographie: flottierender Thrombus im Vorderwandspitzenbereich des linken Ventrikels bei Zustand nach Vorderwandinfarkt

Die **Symptomatik** wird bestimmt von der Lokalisation des Verschlusses und der Kompensationsfähigkeit durch ein Kollateralsystem. Die Symptome des akuten arteriellen Verschlusses („komplettes Ischämiesyndrom") wurden 1954 von *Pratt*[1] mit den 6 „P" zusammengefaßt (Tabelle 23). Das Leitsymptom ist der plötzlich einsetzende, peitschenhiebartige Schmerz, verbunden mit Motilitäts- und Sensibilitätsverlust

[1] GERALD H. PRATT, 1906–1977

Prophylaxe und Therapie

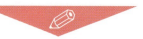

Symptomatik des akuten Ischämiesyndroms

Pain = Schmerz
Paleness = Blässe
Paraesthesia = Gefühlsstörung
Pulselessness = Pulsverlust
Paralysis = Bewegungsunfähigkeit
Prostration = Schock

Tabelle 23

der betroffenen Extremität.

Mit den Schmerzen geht eine Blässe der Haut, die zunächst marmoriert wirkt, später eine zyanotische Färbung annimmt, sowie eine subjektive und objektive Abkühlung einher. Diese Symptome sind im Seitenvergleich der Extremitäten zu bewerten und lassen einen gewissen Hinweis auf die Verschlußlokalisation zu. Dieser ist ein bis zwei Handbreit proximal davon zu suchen.

Der fehlende arterielle Puls distal des Verschlusses läßt eine Etagenlokalisation zu: fehlender Leistenpuls = Beckenarterienverschluß, beidseits = distaler Aortenverschluß, fehlender Poplitea-Puls bei erhaltenem Leistenpuls = Femoralissuperficialis-Verschluß usw. (Abbildung 38).

Parallel zu den Hautsymptomen entwickeln sich **neurologische Ausfallserscheinungen**: Sensibilitätsstörungen (Parästhesien, Verminderung der Oberflächen- und Tiefensensibilität, Ausfall der Reflexerregbarkeit, Muskelschwäche).

Ist der akute und vollständige Gefäßverschluß mit seiner charakteristischen Symptomatik kaum zu verkennen, können inkomplette Ischämiesyndrome **diagnostische Schwierigkeiten** bereiten. So ist die Symptomatik bei akuter arterieller Thrombose meist nicht so ausgeprägt wie bei einer Embolie, da präformierte Kollateralen oft noch eine Minimaldurchblutung garantieren.

Therapie

1. Sofortmaßnahmen in der Praxis
- Schmerzbekämpfung (Opiate s.c., i.v.)
- venöser Zugang, Kreislaufstabilisierung mit Plasmaexpander

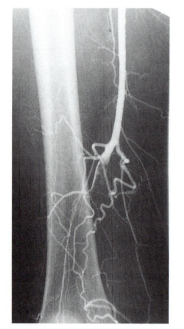

Abb. 38: Angiographie einer arteriellen Embolie

- Heparinisierung mit 10.000 bis 20.000 I.E. Heparin i.v.
- Tieflagerung der gepolsterten Extremität (Watteverband)
- Klinikeinweisung

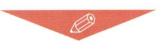

2. Behandlung in der Klinik

Die Wiedereröffnung der arteriellen Strombahn kann grundsätzlich **operativ** (Embolektomie, Thrombendarteriektomie, Gefäßplastik) oder **konservativ** (Fibrinolyse) erfolgen. Bei über 90 Prozent ist jedoch die chirurgische Behandlung die Methode der Wahl, da sie den Verschluß rasch beseitigt und wegen ihrer Durchführung in Lokalanästhesie auch bei älteren Menschen risikoarm ist. Kontraindikationen gegen die Embolektomie gibt es abgesehen von Terminalstadien nicht. Die chirurgische Behandlung sollte so früh wie möglich erfolgen. Eine zeitliche Begrenzung wird durch Symptome irreversibler Gefäßschädigung, wie bullöse Hautveränderung, Gangrän, ausgedehnte schwere Sensibilitätsstörungen oder Eiskälte der Extremität bestimmt.

Differentialdiagnose:
- akute Ischialgie
- akute tiefe Beinvenenthrombose (Phlegmasia coerulea dolens)
- Muskelfaserriß

Operative Behandlung

Bei der **Embolektomie** wird das Gefäß an einer leicht zugänglichen Stelle (Leistenbeuge, Innenseite des Oberarms) in Lokalanästhesie eröffnet und der Embolus mittels Fogarty-Katheter entfernt (Abbildung 39). Oft sind ergänzende gefäßplastische Eingriffe erforderlich. Mögliche Komplikationen sind in der Tabelle dargestellt.

Als konservative Behandlung bei inkompletten Ischämiesyndromen und einem erhöhten Operationsrisiko ist im Einzelfall die Durchführung einer **lokalen Fibrinolysetherapie** zu diskutieren. Via Katheter wird in den Thrombus Strepto-, Urokinase oder t-PA injiziert und nach erfolgreicher Rekanalisation eventuelle Gefäßstenosen mittels Ballon dilatiert.

Komplikationen invasiver Therapie

- Gefäßperforationen mit dem Fogarty-Katheter
- Verschieben des Embolus in eine andere Gefäßprovinz
- Nachblutung
- Wundinfektion

Tabelle 24

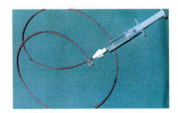

Abb. 39: Fogarty-Katheter

Prognose und Komplikationen

Die Prognose für den Behandlungserfolg ist wesentlich abhängig vom Zeitraum zwischen Eintritt des akuten Verschlusses und Beginn beziehungsweise Effizienz der Behandlung. Vollständige Ischämiesyndrome, die nicht, zu spät oder erfolglos behandelt werden, entwickeln rasch die Symptome irreversibler Gewebeschädigung. Aufgrund der Multimorbidität dieser Patienten ist die Prognose **ungünstig**. Die

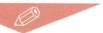

Amputation weist in der Altersgruppe über 70 Jahren mit 30 bis 50 Prozent eine hohe Letalität auf. Nach längerbestehender Ischämie und Spätembolektomie entwickelt sich ein Tourniquet-compartment-Syndrom mit dem Leitsymptom des Muskelödems, das eine rasche operative Behandlung (Fasziektomie) erfordert.

Bei den inkompletten Ischämiesyndromen ist die Prognose günstiger. Unbehandelt weisen sie die Symptome der chronischen arteriellen Verschlußkrankheit, wie Claudicatio intermittens und periphere Nekrosen unterschiedlichen Schweregrades auf. Nicht selten sind lokale Amputationen (einzelner Zehen) erforderlich.

Die beste Prophylaxe stellt die Beseitigung beziehungsweise Ausschaltung der Emboliequelle dar. Wo diese aus bestimmten Gründen nicht erfolgen können, ist eine Antikoagulation erforderlich.

3.16. Aussenseitermethoden bei der Behandlung von arteriellen Durchblutungsstörungen

Auf keinem anderen Gebiet der Medizin gibt es so viele zweifelhafte Behandlungsmethoden wie in der Therapie arterieller Durchblutungsstörungen. Da Außenseitermethoden immer mehr Anklang finden, bedarf es in zunehmendem Maße **kritischer Stimmen**, um Wirkungen und klinische Wirksamkeit zu erkennen und zu analysieren.

Gerade bei der Behandlung von Durchblutungsstörungen steht die Schulmedizin Außenseitermethoden skeptisch gegenüber. Gründe dafür sind:

- *Fehlen theoretischer pathogenetischer Plausibilität*
- *Fehlen des Wirkungsnachweises*
- *ungünstiges Nutzen-Risiko-Verhältnis*
- *nachgewiesene Unwirksamkeit*

Die in der Praxis am meisten eingesetzten Außenseitermethoden sind die Ozontherapie, die Hämatogene Oxidationstherapie sowie die Sauerstoff-Mehrschritt-Therapie nach Manfred von Ardenne und die Chelat-Therapie.

3.16.1. Ozontherapie

Die Ozontherapie ist ein über 100 Jahre altes paramedizinisches Behandlungsverfahren. Ihre Technik liegt in der Verabreichung von Ozon-Sauerstoff-Gasgemischen, in denen der Ozonanteil zwischen 0,25 bis 5 Vol.Prozent liegt. Es existieren zahlreiche Applikationsformen. Die Vielzahl der Indikationen weist die Methode als „Allheilmittel" aus. Die Behandlung der peripheren arteriellen Verschlußkrankheit mit Ozon-Sauerstoff entstand als Variante der intraarteriellen Sauerstofftherapie; andere Applikationsformen kamen bei dieser Anzeige erst später hinzu. Die intraarterielle Ozoninsufflation erzeugt einen unspezifisch-physikalischen Effekt: eine Gasembolie mit reaktiver Hyperämie. Ozon selbst besitzt vielfältige toxische Wirkungen; zwei davon beeinträchtigen auch die Durchblutung.

1. Ozon hemmt die Sauerstoffabgabe des Hämoglobins an das Gewebe,
2. Ozon erhöht wahrscheinlich die Membranrigidität der Erythrozyten.

Die von Ozontherapeuten postulierte durchblutungsfördernde Ozonwirkung ist weder in theoretischer noch in experimenteller Hinsicht zu halten. Den diesbezüglichen klinischen Erfahrungsberichten fehlt wegen unzureichender Methodik die Beweiskraft. Die Ozontherapie birgt z. T. **gravierende Risiken:** Die intravasale Verabreichung (intraarteriell, intravenös) kann zu arteriellen Embolien im großen und kleinen Kreislauf führen; dabei kann das zentrale Nervensystem schwer, u. U. letal geschädigt werden. Mit Ozonallergien und einem hierunter auftretenden anaphylaktischen Schock ist zu rechnen. Die Ozontherapie besitzt eine **Komplikationsrate** von wenigstens 1:1000 bis 1: 2000. In jedem Fall erforderlich ist eine **Risikoaufklärung** gegenüber dem Patienten.

3.16.2. Ultraviolettbestrahlung des Blutes (UVB) und die Hämatogene Oxidationstherapie (HOT)

Die Therapie mit ultraviolett bestrahltem Eigenblut (UVB) entwickelte sich um 1925 etwa gleichzeitig in Europa und Amerika. Hauptindikation vor Einführung der Antibiotika: bakterielle Infektionen. Etwa seit 1970 erlebte die UVB in der DDR und in der Sowjetunion eine zunehmende Anerkennung, vorwiegend bei der Behandlung der peripheren arteriellen Verschlußkrankheit.

Das als Hämatogene Oxidationstherapie (HOT) oder Blutwäsche bekannte Verfahren ist eine Kombination der UVB und der Therapie mit extrakorporal oxigeniertem Venenblut. Die ersten therapeutischen UV-Blutbestrahlungen gehen auf den Amerikaner Knott (1929) und auf den tschechoslowakischen Chirurgen Havlicek (1934) zurück, der nach Reinfusion bestrahlten Blutes eine raschere Wundheilung bemerkte. Wehrly stellte 1954 die sogenannte Hämatogene Oxidationstherapie vor. Dabei wird durch ein kompliziertes Röhren- und Gefäßsystem Citratblut mit reinem Sauerstoff blasig aufgeschäumt und gleichzeitig mit UV-Licht bestrahlt, daran anschließend nach Entschäumung reinfundiert. Während Wehrly als Indikation Silikose, Lungen-TBC und Malignome ansah, ist die Hauptindikation für die Hämatogene Oxidationstherapie heute die arterielle Verschlußkrankheit.

Inzwischen kennt die Behandlungsindikation kaum noch Grenzen. Sie wurde für fast alle Krankheiten empfohlen, so zum Beispiel bei Asthma bronchiale, rheumatoider Arthritis, Ulkusleiden, Neuralgie, Allergodermatosen, Bronchitis, Pneumonie, Erysipel, Angina, Infarkt, Arthritis, Mastitis, Furunkel, Karbunkel, Pyodermitis, Grippe, Enzephalitis, Scharlach, Keuchhusten, Iritis, Uveitis, Hypertonus, Sterilität, Arthrose, Anämie, Leukämie, Akrozyanose usw. usw.

Eine plausible Wirktheorie oder beweiskräftige Therapiestudie für eine durchblutungsfördernde Wirkung von HOT/UVB fehlen. Es konnten unter dieser Therapie niemals hämodynamische Veränderungen dokumentiert werden. Es konnte bislang auch nicht belegt werden, daß diese Therapieform den ischämisch blockierten Zellstoffwechsel aus Übersäurung wieder aktiviert.

Klinische Überprüfung durch Ratschow und Hallmeier sowie eigene Untersuchungen endeten mit einem **negativen Ergebnis**. Im Gegensatz zur Ozontherapie scheint die HOT-UVB-Therapie allerdings **harmlos** zu sein, das Hauptrisiko liegt in allergischen Reaktionen.

3.16.3. Die Sauerstoff-Mehrschritt-Therapie (O_2-MT)

Diese Methode geht auf den Dresdner Physiker Manfred von Ardenne zurück. Neben der Inhalation von Sauerstoff-Luft-Gemischen (O_2-Gehalt bis zu 95 Prozent) sieht das Verfahren die Verabreichung von verschiedenen Medikamenten und die Durchführung von täglichem Bewegungstraining vor. Die breitgestreute Anzeigenliste für diese Therapie umfaßt hauptsächlich Krankheiten des Seniums, u. a. auch die periphere arterielle Verschlußkrankheit. Hauptindikation: die Bekämpfung des Krankwerdens an sich.

Das **pathophysiologische Konzept** der O_2-MT, das der Abnahme des arteriellen Sauerstoffdruckes im Alter einen Krankheitswert zuschreibt, ist **unhaltbar**. In Wahrheit handelt es sich dabei um ein physiologisches Phänomen. Der angeblich durch O_2-MT induzierbare klinische Effekt einer persistierenden Anhebung des arteriellen Sauerstoffs ist allein schon durch regelmäßiges Körpertraining, nicht aber durch die anderen beiden Therapieschritte erzielbar. Die Sauerstoffatmung gilt in der Schulmedizin als wirkungsvolles Therapieverfahren bei vielen Formen der Hypoxämie. Da jedoch **gewisse Risiken** damit verbunden sind, ist eine klare Indikationsstellung und eine ärztliche Therapieüberwachung nötig. Beides läßt die O_2-MT außer acht. Nebenbei steht der Nachweis einer spezifischen Wirksamkeit der O_2-MT bei arterieller Verschlußkrankheit mangels lege artis (GCP) durchgeführter Studien bislang aus.

3.16.4. Chelat-Therapie

Zu den unkonventionellen Therapieformen mit höchst **zweifelhafter, unbewiesener Wirkung** gehört auch die Chelat-Therapie. In den letzten 20 Jahren wurden mehr als 400 000 Chelatbehandlungen durchgeführt. Dennoch gibt es bis zum jetzigen Zeitpunkt keinerlei Beweise dafür, daß die Chelatbehandlung wirksam wäre bei Patienten mit arteriosklerotischen Gefäßerkrankungen. Nicht eine einzige angesehene ärztliche Gesellschaft für Herz- und Gefäßkrankheiten auf der Welt empfiehlt die Chelat-Therapie für die Arteriosklerose. Dagegen sind allerdings sehr **schwere Nebenwirkungen und Todesfälle** unter EDTA-Behandlung dokumentiert und veröffentlicht worden.

Im Jahre 1935 wurde bei Hoechst die chemische Substanz Äthylen-diamin-tetraessigsäure (EDTA) synthetisiert. Seine erste Anwendung am Menschen fand das EDTA bei der Behandlung von akuten Schwermetallvergiftungen, wobei speziell bei Bleivergiftungen eine besondere Bedeutung erlangt wurde. Es war also möglich geworden, mehrwertige Ionen aus dem Organismus über die Niere auszuscheiden. So verwundert es nicht, daß bald versucht wurde, den Kalziumstoffwechsel auch im menschlichen Organismus zu erforschen.

Da die Arteriosklerose damals wie heute für den Tod der meisten Menschen verantwortlich ist, richtete sich das Augenmerk dieser Forschung besonders darauf, ob die Arteriosklerose veränderbar sei, oder ob sich wenigstens die Symptome dieser Erkrankung verbessern ließen. Bereits die ersten Behandlungen von Patienten mit Schwermetallintoxikationen und Hyperkalzämien zeigten, daß EDTA zu tödlichen Nebenwirkungen führen kann. In späteren Veröffentlichungen wurden Versuche und Untersuchungen über die Anwendung von EDTA in der Behandlung jeglicher Art von Herz- und Kreislaufstörungen beschrieben. Die Schulmedizin lehnt die Behauptung, die chelierende Wirkung könne auch die Arteriosklerose beseitigen, weil durch EDTA Kalzium aus dem Blut entfernt werde und sich daher nicht in den Gefäßwänden ablagere, einhellig ab. Gegen diese Behauptung spricht, daß Kalziumeinlagerungen meistens nur in sehr späten Stadien typische Veränderungen bei Patienten mit arteriosklerotischen Gefäßerkrankungen sind. Kalzium ist sicherlich nicht die wesentliche Ursache für arteriosklerotische Gefäßeinengungen.

Inzwischen liegen die Ergebnisse zweier **doppelblind angelegter Studien mit EDTA** bei Patienten mit peripherer arterieller Verschlußkrankheit und bei koronarer Herzkrankheit vor. In einer randomisierten doppelblinden Studie wurden in der Heidelberger Universitätsklinik 48 Patienten mit peripherer arterieller Verschlußkrankheit im Stadium IIb nach Fontaine mit EDTA-Infusionen vs. Benzyklan-Infusionen behandelt. In beiden Kollektiven verbesserte sich die schmerzfreie Gehstrecke, wie es auch bei jedwelchen Maßnahmen bei diesem Patientenkollektiv zu erwarten ist. Die Messungen der peripheren Durchblutung zur objektiven Beurteilung gaben keinen Hinweis auf eine Verbesserung der Durchblutung unter der Chelat-Therapie. Dies gilt sowohl für die Messung der Dopplerdrucke (Ultraschallmethode) als auch für die quantitative Erfassung des Blutflusses in den durchblutungsgestörten Extremitäten mittels der Venenverschlußplethysmographie. Auch die Fließeigenschaften des Blutes, nachgewiesen durch die Messung der Vollblut- und Plasmaviskosität, sowie die Erythrozytenflexibilität und die Erythrozytenaggregation änderten sich nicht. Auch Veränderungen der Lipidparameter sind, entgegen der Behauptung mancher Chelat-Therapeuten, nicht nachweisbar.

Chelat-Therapie bei koronarer Herzkrankheit

Mittlerweile ist in Frankfurt eine Untersuchung bei Patienten mit koronarer Herzkrankheit abgeschlossen worden. Die Behandlung wurde von einem niedergelassenen Arzt durchgeführt, der von der Chelatwirkung überzeugt war und diese Behandlungsform seit Jahren in seiner Praxis durchführte. In der Kardiologischen Abteilung der Universitätsklinik wurden die Patienten vor und nach der Chelatbehandlung koronarangiographiert. Nach Auswertung der Befunde zeigte sich, daß bezüglich der Auswirkung auf den koronarangiographischen Befund die Chelat-Infusionen sich von Kochsalzinfusionen nicht unterschieden. In dieser Untersuchung zeigte sich auch, daß die subjektive Befindlichkeit in der mit Kochsalz behandelten Gruppe deutlich besser war als in der EDTA-Gruppe.

Nebenwirkungen

Die Untersuchung des Kalziumstoffwechsels in der Heidelberger Studie ergab einen hochsignifikanten Abfall des Serumkalziums in der EDTA-Gruppe, dazugehörig einen signifikanten Anstieg des Parathormons im Serum an den jeweiligen Infusionstagen. Ein durch die Therapie induzierter sekundärer Hyperparathyreoidismus wird durch eine vermehrte cyclo-AMP-Ausscheidung mit dem Urin gesichert. Darüber hinaus werden die Serumelektrolyte beeinflußt. Die Eisenkonzentration sank vom Basiswert ausgehend hochsignifikant um 57 Prozent, die Kupferkonzentration um 23 Prozent und die Zinkkonzentration ebenfalls hochsignifikant um 60 Prozent ab, während die Konzentrationen dieser drei Metallionen in der Kontrollgruppe unbeeinflußt blieben. Sieben von 23 Patienten in der EDTA-Gruppe zeigten nach ungefähr zwei Behandlungswochen bemerkenswerte Dermatosen, die auf einen Zinkmangel zurückzuführen sind. An Nierenveränderungen konnte in der EDTA-Gruppe ein hochsignifikanter Anstieg des

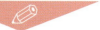

beta-Mikroglobulins im Urin, insbesondere in der dritten Behandlungswoche beobachtet werden. Dies gilt als eindeutiger Beweis eines durch EDTA erzeugten Tubulusschadens der Nieren. Wenn man die **Wirkungslosigkeit dieser Therapie** berücksichtigt und die **potentiellen Nebenwirkungen** kennt, muß die Chelat-Therapie als obsolet angesehen werden.

3.16.5. Akupunktur

Bei der arteriellen Verschlußkrankheit ist eine Akupunktur-Therapie **sinnlos**. Beim Vorliegen eines Raynaud-Phänomens sind kasuistische Besserungen beschrieben worden. Die in der Literatur vorliegenden Daten rechtfertigen aber in keiner Weise einen breiten Einsatz dieser Therapieform.

WAS MUSS DER PATIENT MIT DURCHBLUTUNGSSTÖRUNGEN DER BEINE BEACHTEN?

Schonend üben

- **Nutzen Sie jede Gelegenheit, sich regelmäßig und oft zu bewegen!**
  Eine aktive Bewegungstherapie ist die Grundlage der Behandlung.
    - Täglich leichtes **Gehtraining**
      Gehtempo, Gehstrecke und Steigung sollten jedoch nicht zu Schmerzen in den Beinen führen.
      Am effektivsten ist das sog. Intervalltraining
- 3 - 4 mal täglich Zehenstand
- „Ratschow'sche Lagerungsübungen" sind hilfreich. Dabei liegen Sie auf dem Rücken, heben die gestreckten Beine in die Luft und kreisen mit den Füßen.
- Treppensteigen ist eine weitere nützliche Übung
- Schwimmen und Tanzen ist gutes Gefäßtraining
- Auch Radfahren ist empfehlenswert.
- In vielen Städten gibt es dank der Deutschen Gesellschaft für Gefäßsport und der Deutschen Gefäßliga bereits **spezielle Sportgruppen.** Bestimmt auch in Ihrer Nähe. Erkundigen Sie sich. Zusammen klappt's am besten und macht am meisten Spaß!

Gesund ernähren

- Moderne abwechslungsreiche Vollwertkost
    - mit weniger Fett und mehr Ballaststoffen geht es Ihnen rundum besser.
    - **Normalgewicht** halten oder anstreben.
    - Befreien Sie sich und Ihre Beine von überflüssigen Pfunden.
    - Bei Zuckerkrankheit und zu hohen Harnsäurewerten (Gichtgefahr) heißt es: **Diät halten!**
    - Trinken hält das Blut flüssig (mindestens zwei Liter pro Tag).

Anhang

WAS MUSS DER PATIENT MIT DURCHBLUTUNGSSTÖRUNGEN DER BEINE BEACHTEN?

Bewußt leben

- Geben Sie dem Streß und Hektik keine Chance!
- Geben Sie auf, was ungesund ist.
- Hören Sie bedingungslos auf zu **rauchen.** Gerade hier müssen Sie streng zu sich sein.

Finger weg von nicht wissenschaftlich untersuchten Außenseitermethoden

- Frischzelltherapie
- Chelat-Therapie
- Eigenbluttherapie
- Sauerstoffbehandlungen
    - Ozontherapie
    - Sauerstoff-Mehrschritt-Therapie (nach Manfred von Ardenne)
    - Hämatogene Oxidationstherapie („Blutwäsche")

Fazit:

Alle diese Methoden sind abzulehnen. Sie sind zum Teil sehr risikoreich!

„Die 10 Gebote"

1 Bewegen Sie sich viel und regelmäßig!

2 Halten Sie Ihre Füße warm und trocken!

3 Tragen Sie nicht einengende Schuhe!

4 Verzichten Sie auf einschnürende Strumpf- und Sockenhalter!

5 Füße und Zehen sorgfältig pflegen. Vor allem beim Schneiden der Zehennägel vorsichtig sein!
   - täglich frische Baumwoll -oder Wollsocken
   - Schweißfüße, wunde Stellen und Fußpilz vermeiden
   - regelmäßige Inspektion der Füße und Zehenzwischenräume

6 Nicht barfuß gehen. Verletzungsgefahr!

7 Direkte Hitzeeinwirkung vermeiden (z.B. Wärmeflasche, Heizkissen oder heiße Fußbäder, Thermalbäder und Schlammpackungen)!

8 Beine nicht übereinanderschlagen, um die Blutgefäße in der Kniekehle nicht abzudrücken!

9 Viel Flüssigkeit trinken, wenn Herz und Kreislauf es gestatten und das **wichtigste:**

10 Hören Sie definitiv auf zu rauchen!

Anhang

Quellen:

Consensus Dokument: Second European Consensus Document on Chronic Critical Leg Ischemia. Circulation 84 Suppl IV 1- 26 , 1991

GRIPS Studie: Cremer, P., D. Nagel, B. Labrot, R. Muche, H. Elster, D. Mann, D. Seidel: Göttinger Risiko., Inzidenz- und Prävalenzstudie (GRIPS) Springer, Berlin, Heidelberg, New York 1991

Framingham: Kannel, W.B.., D. Mgee, T. Gordon: A general cardiovasc. risk profile: the Framingham study. Amer J Cardiol 38 (1976) 46

Prävention: Antiplatelet Trialists`Collaboration: Secondary prevention of vascular disease by prolonged antiplatelet treatment. Brit. Med J 296, 320 - 331, 1988

Fuster V., M.L. Dyken, P.S. Vokonas, C. Hennekens: Aspirin as a therapeutic agent in cardiovascular disease. Circulation 87, 659- 674, 1993

Ticlopidin: Janzon L, Bergvist D, Boberg J, Boberg M, Eriksson I, Lindgärde F, Persson G: Prevention of myocardial infarction and stroke in patients with intermittent claudication; effects of ticlopidine. Results from STIMS, the Swedish Ticlopidine Multicentre Study. Journal of Internal Medicine 227, 301 - 308, 1990

Lipide: International Task Force for the Prevention of Coronary Heart Disease. Nutrition, Metabolism and Cardiovascular Diseases 2: 113 - 156, 1992